AF464704

CONTRIBUTION A L'ÉTUDE

DES

MALFORMATIONS CONGÉNITALES

DU CŒUR

PERFORATIONS DE LA CLOISON INTERVENTRICULAIRE

PAR

Le Dr Paul MAYOUD

Ex-Interne des Hôpitaux de Lyon.

LYON

A. REY & Cie, IMPRIMEURS-ÉDITEURS DE L'UNIVERSITÉ

4, RUE GENTIL, 4

1902

CONTRIBUTION A L'ÉTUDE

DES

MALFORMATIONS CONGÉNITALES

DU CŒUR

PERFORATIONS DE LA CLOISON INTERVENTRICULAIRE

CONTRIBUTION A L'ÉTUDE

DES

MALFORMATIONS CONGÉNITALES

DU CŒUR

PERFORATIONS DE LA CLOISON INTERVENTRICULAIRE

PAR

Le Dr Paul MAYOUD

Ex-Interne des Hôpitaux de Lyon.

LYON

A. REY & Cie, IMPRIMEURS-ÉDITEURS DE L'UNIVERSITE

4, RUE GENTIL, 4

1902

A MES PARENTS

A MES AMIS

A mon Président de Thèse

MONSIEUR LE PROFESSEUR WEILL

A MES MAITRES DANS LES HOPITAUX

Externat.

MM. VALLAS, chirurgien-major de l'Hôtel-Dieu.
GANGOLPHE, chirurgien-major de l'Hôtel-Dieu.
JOSSERAND, médecin des Hôpitaux.
MOLLARD, médecin des Hôpitaux.
Le professeur BARD.
BOUVERET, médecin des Hôpitaux.

Internat.

MM. LECLERC, médecin des Hôpitaux.
Le professeur GAYET.
Le professeur POLLOSSON, chirurgien-major de l'Hôtel-Dieu.
TIXIER, chirurgien des Hôpitaux.
DURAND, agrégé.
GAREL, médecin des Hôpitaux.
NOVÉ-JOSSERAND, chirurgien des Hôpitaux.
CHAPPET, médecin des Hôpitaux.
AUDRY, médecin des Hôpitaux.
ALBERTIN, chirurgien des Hôpitaux.
RABOT, médecin des Hôpitaux.
A. POLLOSSON, chirurgien-major de la Charité.
BÉRARD, chirurgien des Hôpitaux.
Le professeur FOCHIER.
Le Dr VIDAL, médecin de l'Hôpital Renée-Sabran, à Giens (Var).

Que tous nos Maîtres veuillent bien agréer l'expression de notre profonde reconnaissance!

Nous remercions également M. le professeur TESTUT qui nous a accueilli avec bienveillance dans son laboratoire.

Nous tenons à remercier tout spécialement M. NOVÉ-JOSSERAND dont nous avons — pendant un temps trop court, hélas! — suivi les si intéressantes leçons et M. AUDRY qui, entre autres marques de bienveillance, nous a fourni le sujet de notre thèse.

Que tous ceux dont l'amitié nous fut si précieuse durant nos études, et en particulier nos collègues d'internat, veuillent bien agréer l'expression de notre très vive et très cordiale sympathie.

INTRODUCTION

Pendant un semestre d'internat passé dans le service de M. le Dr Audry, à la Charité, nous avons eu la bonne fortune d'observer quatre cas de malformations congénitales du cœur chez des enfants. A l'autopsie de nos quatre malades, nous avons trouvé, comme lésion constante, une perforation de la cloison interventriculaire, associée ou non à d'autres anomalies. Notre maître, M. Audry, nous conseilla de réunir ces observations et de faire quelques recherches sur les travaux publiés sur cette question. Ainsi nous vint l'idée de prendre cette étude pour sujet de notre thèse inaugurale.

Ce travail comprendra cinq parties :

Dans un premier chapitre, nous étudierons le développement du cœur et, en particulier, de la cloison interventriculaire.

Un deuxième chapitre sera consacré à l'anatomie pathologique des perforations de la cloison interventriculaire.

Puis nous étudierons successivement les symptômes, le diagnostic et le traitement de la communication interventriculaire pure ou maladie de Roger (chapitre III) et des perforations interventriculaires associées à d'autres malformations cardiaques (chapitre IV).

Dans un cinquième et dernier chapitre, nous réunirons nos quatre observations personnelles, accompagnées de planches [1].

Nous n'avons pas jugé utile de consacrer un chapitre spécial à l'historique de la question. L'index bibliographique, placé à la fin de notre travail, comblera en partie cette lacune.

Nous avons hâte enfin de répondre d'avance à un reproche qui pourrait nous être fait. On remarquera que nous ne consacrons pas de chapitre à la pathogénie. N'ayant aucun fait nouveau à apporter à cette question, nous avons cru inutile de nous livrer sur ce point à un simple travail de compilation. L'exposé et la discussion des théories pathogéniques des malformations cardiaques est faite d'une façon si complète et si magistrale, soit dans le livre du professeur Weill [2], soit dans la monographie de Moussous [3], que nous avons cru pouvoir nous dispenser de copier ces auteurs ou de risquer de déformer leurs idées en les résumant.

[1] Nous remercions bien vivement M. le Dr Fabre, à l'obligeance duquel nous devons deux des photographies qui ont servi à la confection de nos planches.

[2] Weill, *Traité clinique des maladies du cœur chez les enfants*, Paris, 1895.

[3] Moussous, *Maladies congénitales du cœur* (*in* bibl. Léauté).

CONTRIBUTION A L'ÉTUDE

DES

MALFORMATIONS CONGÉNITALES

DU CŒUR

PERFORATIONS DE LA CLOISON INTERVENTRICULAIRE

CHAPITRE PREMIER

DÉVELOPPEMENT DU CŒUR ET EN PARTICULIER DE LA CLOISON INTERVENTRICULAIRE

La première ébauche du cœur est représentée par deux tubes, situés dans la splanchnopleure, qui ne tardent pas à s'accoler sur la ligne médiane et à se fusionner en un tube unique. Ce tube cardiaque, maintenu en position par un double repli (mésocarde) entre le pharynx en arrière et la paroi antérieure du corps en avant, reçoit les veines omphalo-mésentériques par son extrémité inférieure et donne naissance, par son extrémité supérieure, au système aortique. Ce tube s'allonge et se divise, par des constrictions transversales, en une série de compartiments : l'oreillette primitive, vers l'extrémité veineuse ; à la partie moyenne, le ventricule primitif, qui est séparé de l'oreillette par le canal auriculaire et par un autre étranglement, le détroit de

Haller, de la partie initiale du tronc artériel ou bulbe. Ainsi divisé, le cœur s'allonge et, ne trouvant pas de place, se recourbe en S : la portion ventriculaire s'incurve en avant et à droite, la portion auriculaire en arrière et à gauche ; puis, les courbures s'exagérant, l'oreillette primitive vient se placer en arrière et au-dessus du ventricule.

Chacune des trois cavités dont se compose le cœur à ce moment — oreillette, ventricule, bulbe — se divise en deux compartiments par des cloisonnements intérieurs ; le ventricule se divise en ventricule droit et ventricule gauche, l'oreillette en oreillette droite et oreillette gauche, le bulbe en aorte et artère pulmonaire.

Le septum interventriculaire se montre le premier, sous forme d'un croissant à concavité supérieure, qui s'élève de la pointe du cœur vers la base. Nous reviendrons plus loin sur les détails de son développement. Le cloisonnement du bulbe se fait presque à la même époque. Le septum qui le divise se développe de haut en bas : il se porte de la partie postérieure gauche vers la partie antérieure droite du bulbe et, de plus, est curviligne, avec une convexité antérieure gauche : de sorte que l'artère pulmonaire qui correspond à la division antérieure, se trouve en avant et à gauche, et présente une lumière en forme de croissant, tandis que l'aorte est en arrière et à droite, et présente déjà une cavité circulaire. Le cloisonnement de l'oreillette s'effectue le dernier. Le septum part de la paroi antérieure de l'oreillette et se dirige vers l'embouchure du sinus veineux, mais sans l'atteindre. D'autre part, de la paroi postéro-inférieure de l'oreille part un repli, la valvule du trou ovale, qui s'avance à la rencontre du septum antérieur, l'atteint et se place à sa gauche (Quénu[1]).

Lindes[2], Rokitansky[3], Born[4] ont une conception un peu différente du cloisonnement de l'oreillette. Sur le côté postérieur et supérieur de la paroi auriculaire naît un repli qui se développe de haut en bas et se transforme bientôt en un véritable septum, c'est la cloison primitive. Ce septum, d'abord échancré en croissant à concavité inférieure, finit par atteindre le canal auriculaire et intercepterait toute communication entre les deux oreillettes si, au même moment, ses parties centrales ne ne creusaient d'une infinité de petits orifices, d'une sorte de grillage, entouré d'un cadre charnu. Alors que la plupart des mailles de ce grillage se comblent, une seule se développe et persiste sous forme d'une vaste échancrure, le futur trou de Botal. Mais un deuxième septum, la cloison secondaire, se développe d'avant en arrière, parallèle à la cloison primitive et à gauche de celle-ci. Le bord libre de cette deuxième cloison vient s'accoler contre l'orifice de la cloison primitive, mais sans se souder à son pourtour, et ainsi le trou de Botal se trouve réduit à l'état de fente, tel qu'on le trouve le plus souvent à la naissance.

Il nous reste maintenant à étudier, d'après les travaux de Lindes, Rokitansky, Born[5], qui, sur certains

[1] Quénu, thèse d'Agr., 1883.

[2] Lindes, *Beitrag zur Entwickelungsgeschichte des Herzens*, Dorpat, 1865.

[3] Rokitansky, *Die Defecte der Scheidewände des Herzens*, Wien, 1875.

[4] Born, *Arch. f. Mik. Anat.*, 1889.

[5] *Loc. cit.*

points, s'écartent des idées classiques, le développement de la cloison interventriculaire[1].

Au niveau du canal auriculaire se développent deux bourrelets, en face l'un de l'autre, parallèles entre eux et perpendiculaires à l'axe du canal : ce sont les lèvres auriculo-ventriculaires (Lindes), qui jouent un rôle important dans le cloisonnement du cœur. Ces lèvres rétrécissent la lumière du canal auriculaire qui se compose alors de trois fentes, disposées en forme d'un H à branches verticales très courtes, suivant la comparaison de Rokitansky. Les parties centrales des deux lèvres se fusionnent et constituent le cordon commissural, qui ultérieurement se soude, par son bord supérieur, au bord inférieur de la cloison inter auriculaire, par son bord inférieur au bord supérieur du septum interventriculaire. Quant aux extrémités des lèvres auriculo-ventriculaires, nous allons voir le rôle qu'elles jouent dans l'achèvement de la cloison interventriculaire et l'abouchement de l'aorte dans le ventricule gauche.

Se développant de bas en haut, le septum interventriculaire se présente primitivement sous la forme d'une crête dont le bord supérieur est concave, en forme de croissant. La pointe postérieure de ce croissant s'élève en longeant la face postérieure du ventricule, atteint la lèvre auriculo-ventriculaire postérieure au milieu de sa face inférieure et se soude à elle. La branche antérieure suit la face antérieure du ventricule, atteint la

[1] Pour l'exposé de ces travaux allemands, nous nous inspirons de la monographie de Moussous *(Mal. cong. du cœur*, *in* bibl. Léauté), où ils sont très clairement résumés.

lèvre auriculo-ventriculaire antérieure près de son extrémité droite et se termine en s'insérant sur la circonférence gauche du bulbe artériel. Quant à l'échancrure médiane, elle ne s'oblitère pas simplement, mais concourt à l'abouchement de l'aorte dans le ventricule gauche. D'après Rokitansky, cet abouchement s'effectue de la façon suivante :

L'échancrure du septum se trouve située au-dessous de la partie postérieure du tronc artériel commun, légèrement à gauche de son orifice. Elle est masquée de chaque côté, à droite et à gauche, par deux petits tubercules qui sont les extrémités encore indépendantes des lèvres auriculo-ventriculaires. Ces tubercules, suivant la comparaison de Rokitansky, jouent vis-à-vis de l'orifice du septum, le rôle d'une patte placée sur la poche d'un vêtement : si on les soulève, on aperçoit dans toute son étendue l'échancrure interventriculaire. Du côté du ventricule gauche, les deux tubercules en question se soudent ultérieurement pour former la valve aortique de la mitrale et ne contractent aucune adhérence avec les bords de l'orifice. A droite, au contraire, les extrémités des lèvres auriculo-ventriculaires contractent des adhérences entre elles et avec l'arête droite du bord postérieur de l'échancrure. Puis, de la branche antérieure de la cloison naît un petit bourgeon qui se transforme bientôt en une crête. C'est cette crête qui va terminer l'occlusion de l'échancure interventriculaire et assurer l'abouchement de l'aorte dans le ventricule gauche : elle vient se terminer en effet sur la circonférence droite et postérieure du tronc artériel. Dès lors, toute communication est interrompue entre les deux ventricules et l'aorte reste seule en rapport avec l'échancrure de la cloison, qui devient ainsi son orifice dans le ventricule gauche.

Dans ce résumé rapide du développement du cœur, nous avons laissé de côté, à dessein, un certain nombre de points, tels que la formation des valvules, du canal artériel, etc , qui nous auraient entraîné trop loin de notre sujet. Ces notions embryologiques sommaires vont cependant nous permettre de donner une description anatomique précise de la cloison interventriculaire.

Cette cloison comprend trois portions : une partie postérieure, une partie moyenne ou espace membraneux, et une partie antérieure.

La partie postérieure, qu'on peut appeler portion auriculo-ventriculaire, parce qu'elle sépare les orifices mitral et tricuspide (Weill[1]), n'offre rien d'intéressant. La portion antérieure ou artérielle doit être elle-même divisée, selon Rokitansky, en deux parties : une partie antérieure et une partie postérieure. Le segment antérieur s'insinue entre les deux orifices artériels et vient s'unir avec la paroi antérieure du ventricule au niveau du sillon interventriculaire antérieur. Le segment postérieur contourne à droite la circonférence de l'aorte et vient se continuer en arrière avec l'espace membraneux. Cette partie postérieure de la cloison antérieure correspond à la partie antérieure de la sigmoïde aortique gauche, et à la moitié antérieure de la sigmoïde

[1] Weill, *Traité clinique des maladies du cœur chez les enfants*, Paris, 1895.

droite : elle embrasse donc la plus grande partie de la circonférence droite de l'aorte. Elle est exclusivement charnue : sa partie antérieure est composée de fibres communes aux deux ventricules et de fibres propres au ventricule gauche ; sa partie postérieure reçoit en outre des fibres du ventricule droit, de l'infundibulum, qui forment une couche distincte.

Le septum ou espace membraneux (pars membranacea des anatomistes allemands — fosse interventriculaire d'Alvarenga — undefended space de Peacock), mérite une description à part, en raison de son importance dans les anomalies de la cloison interventriculaire. Nous le décrirons d'après Pelvet[1] et Reiss[2].

« Vu par le ventricule gauche, dit Pelvet, l'espace membraneux a la forme d'un rectangle allongé, ce qui permet de lui considérer quatre bords. Les deux supérieurs sont formés par l'angle rentrant qui résulte de la réunion des sigmoïdes droite et postérieure. Des deux côtés inférieurs du rectangle, l'un est formé par le bord supérieur de la partie charnue de la cloison ; il est oblique de droite à gauche et de haut en bas. L'autre correspond au point d'insertion de la valve droite de la valvule mitrale à son anneau fibreux.

« Si on le considère par le ventricule droit, on voit que, de ce côté, il a des limites bien moins fixes. En effet, tantôt il répond entièrement au ventricule, tantôt seulement à l'oreillette, mais dans le plus grand nom-

[1] Pelvet, *Anévrismes du cœur*, th. Paris, 1867.

[2] Reiss, *Contribution à l'étude des malformations congénitales du cœur. Maladie de Roger*, th. Paris, 1893.

bre des cas, il fait partie de l'un et de l'autre à la fois. Cette différence tient à ce que la valvule tricuspide varie avec les sujets. Il est important de préciser les rapports qui en résultent, à cause des communications qu'une perte de substance peut établir entre les cavités droites et gauches. Il peut se présenter trois conditions :

1° Lorsque l'espace membraneux correspond complètement à l'oreillette droite, cela tient à ce que la valvule tricuspide s'insère sur le côté droit inférieur du rectangle, au bord supérieur de la partie charnue de la cloison.

2° Lorsqu'il correspond en entier au ventricule, c'est que l'insertion de la tricuspide se fait très haut et empiète sur l'oreillette.

3° Enfin, lorsque les rapports ont lieu avec les deux cavités droites en même temps, et c'est le cas le plus fréquent, la valvule s'insère sur cet espace lui-même, et le partage en deux portions. Mais la partie supérieure du rectangle, celle qui est comprise dans l'angle rentrant des sigmoïdes, répond à l'oreillette, tandis que la portion inférieure correspond au ventricule.

« La structure de cet espace est purement fibreuse. A ce niveau, les deux endocardes du cœur droit et du cœur gauche sont adossés l'un à l'autre et forment à eux seuls la paroi interventriculaire.

« Il faut établir ici une distinction importante, et qui n'a pas été faite entre la moitié inférieure et la moitié supérieure. La première est formée par les deux endocardes seuls juxtaposés. Mais dans la moitié supérieure, celle qui correspond aux valvules sigmoïdes, les deux lames s'écartent à partir de l'insertion de la tricuspide, et cet écartement est dû à ce que l'une des lames va tapisser l'oreillette, tandis que l'autre forme le remplissage entre les deux portions d'origine de l'aorte. Dans cette partie supérieure il n'y a plus adossement des deux feuillets : un tissu cellulaire plus ou moins abondant s'interpose entre eux. Il en résulte un petit espace entre l'origine de l'aorte et l'oreillette droite, dans lequel l'intérieur des deux cavités n'est séparé de l'extérieur que par un mince feuillet endocardique. Les points ainsi découverts sont pour le ventricule gauche la partie supérieure de l'espace membraneux, et pour l'oreillette droite un point dépourvu de fibres musculaires qui est immédiatement situé au-dessus de la valvule interne de la tircuspide...

« La portion de la cloison directement située au-dessous de la sigmoïde droite répond au ventricule droit et correspond à l'espace saillant qui sépare l'infundibulum de la partie auriculaire. La partie située entre la sigmoïde droite et la gauche, au-dessous de leur angle rentrant, répond à l'infundibulum seul, un peu au-dessous des valvules semi-lunaires : en ce point les parois sont un peu épaisses. La face qui se trouve au-dessous de la valvule gauche ne fait pas partie de la cloison. Elle répond moitié à l'infundibulum, moitié à l'oreillette gauche, au-dessus de la valvule mitrale. » (Pelvet.)

Reiss, donne le nom d'espace sous-aortique au septum membraneux, tel qu'il est décrit par Pelvet, et il ajoute : « Entre le bord postérieur fixe de la valve mitro-aortique et la partie gauche de la sigmoïde postérieure, se trouve un autre espace membraneux, l'espace mitral. Généralement, les deux espaces membraneux, sous-aortique et mitral, sont réunis, mais il arrive fréquemment qu'ils existent séparément, ou bien que l'un existe à l'exclusion de l'autre. Le premier, ou sous-aortique, est de forme variable, généralement triangulaire à sommet supérieur, quelquefois il est ovale à plus grand diamètre transversal. On le trouve aussi arrondi ou en forme de parallélogramme, mais l'aspect triangulaire semble être le plus fréquent. Ses dimensions sont variables, mais on peut établir comme règle que, lorsqu'il n'est pas circulaire, son étendue transversale l'emporte sur son étendue verticale ; son diamètre vertical varie entre 2 ou 3 millimètres, et son diamètre transversal entre 4 et 5 millimètres. Quand à l'espace membraneux mitral, sa forme est à peu près celle du précédent ; mais il semble en être la continuation, on peut le comparer à un ellipsoïde qui atteint souvent 6 milimètres sur 2. C'est au professeur Alvarenga que revient le mérite d'avoir le premier signalé cette disposition de la cloison interventriculaire. Hauschka dispute à tort, semblet-il, à l'anatomiste portugais la priorité de cette découverte. » (Reiss.)

CHAPITRE II

ANATOMIE PATHOLOGIQUE

Nous étudierons dans ce chapitre :

1° Les perforations interventriculaires en elles-mêmes ;

2° Les autres malformations cardiaques qui s'associent aux perforations interventriculaires et les principaux types anatomo-pathologiques constitués par les diverses combinaisons de ces anomalies ;

3° Enfin, la perforation interventriculaire simple, ne s'accompagnant d'aucune autre malformation, qui représente le substratum anatomique de la maladie de Roger.

L'absence totale de la cloison interventriculaire, constituant le cœur à trois cavités, est très rare. Elle se présente toujours associée à d'autres malformations. La cloison peut être rudimentaire et réduite à une simple crête s'élevant de la pointe du cœur. Cette malformation, un peu moins rare que la précédente, ne présente d'ailleurs pas d'intérêt et ne nous arrêtera pas plus longtemps.

Les perforations proprement dites peuvent siéger sur tous les points de la cloison. Elles sont très rares dans le voisinage de la pointe. Elles sont moins exceptionnelles vers le centre du septum. Là, elles peuvent être multiples et consister simplement en de petits pertuis creusés entre les colonnes charnues de la cloison [1]. D'autres fois uniques et plus volumineuses, les perforations du centre de la cloison sont cependant rares. On trouve dans le livre de Rokitansky une planche représentant une communication interventriculaire qui occupe le centre de la cloison : elle est arrondie et présente 7 ou 8 millimètres de diamètre. Feréol [2] rapporte l'observation d'un homme de vingt et un ans, à l'autopsie duquel on trouva, outre un rétrécissement pulmonaire, une communication interventriculaire, constituée par un orifice à peu près circulaire, mesurant environ 6 millimètres de diamètre, tapissé d'un endocarde lisse et blanchâtre, situé au milieu des piliers hypertrophiés de la cloison, à 1 cm. 50 au-dessous du septum membraneux intègre, mais distendu, flasque et mince. Et, à ce propos, Feréol ajoute : « Il n'est pas sans exception que la perforation congénitale ait été observée ailleurs qu'au niveau du septum. On l'a notée même dans le voisinage de la pointe du cœur et les causes qui la déterminent dans ces cas échappent à notre appréciation .» Nous citerons enfin la première

[1] Nous nous souvenons d'avoir rencontré incidemment, à l'autopsie d'un nourrisson, deux petits orifices linéaires, près du centre de la cloison interventriculaire, qui recevaient le bec d'une sonde cannelée et faisaient communiquer les deux ventricules. Aucun signe pendant la vie n'avait attiré l'attention du côté du cœur. Il est probable que les perforations de ce genre passent souvent inaperçues.

[2] Feréol, *Bull. de la Soc. méd. des hôp.*, 1881.

de nos observations personnelles [1] comme exemple typique d'une perforation centrale du septum interventriculaire. Il s'agissait, dans ce cas, d'un orifice en forme de boutonnière, de 10 millimètres de long sur 3 de haut, situé à l'union du tiers supérieur et du tiers moyen de la cloison, à 1 centimètre au-dessous du septum membraneux intact, contre la paroi ventriculaire postérieure, à bords minces, lisses et blanchâtres. Il n'y avait pas d'autre malformation cardiaque.

Les perforations ou échancrures de la base de la cloison doivent être classées suivant leur siège. Elles peuvent, en effet, porter sur un quelconque des segments de cette cloison (partie postérieure, partie antérieure ou septum membraneux) ou sur plusieurs à la fois.

La malformation portant uniquement sur le segment postérieur est caractérisée par une échancrure plus ou moins profonde, siégeant sur la partie postérieure de la cloison, entre les deux orifices auriculo-ventriculaires. Lorsqu'elle se combine avec une absence de l'espace membraneux et de la partie postérieure du septum antérieur, cette anomalie se présente sous forme d'une vaste perte de substance ; seule, la partie antérieure du septum antérieur, normale comme développement, atteint le bulbe artériel et s'insère, soit sur le septum bulbaire, soit sur la circonférence gauche du tronc artériel, si le bulbe ne s'est pas cloisonné. Ces cas forment une sorte de transition entre l'état rudimentaire de la cloison et l'absence d'une partie de celle-ci. (Moussous[2]).

[1] Voir chap. observations.

[2] *Loc. cit.*

Rokitansky donne des détails intéressants sur la façon dont se comportent les valvules auriculo-ventriculaires dans ces cas de malformations de la cloison postérieure. La disposition des valves auriculo-ventriculaires contiguës à la cloison varie suivant l'étendue de la perforation. La valve interne de la mitrale et les valves interne et antérieure de la tricuspide peuvent simplement manquer de hauteur. Si la perforation est plus large, la valve aortico-mitrale est fendue à sa partie supérieure ou complètement séparée en deux tronçons, et les valves antérieure et interne de la tricuspide sont plus écartées que normalement. « Enfin, lorsque la malformation est poussée dans ses dernières limites, les dispositions des valves auriculo-ventriculaires sont encore plus curieuses. Le tronçon antérieur de la mitrale s'unit directement avec le bord supérieur de la valve antérieure de la tricuspide. Cette union donne naissance à une sorte de voile qui descend derrière l'orifice aortique et dont les bords s'attachent par l'intermédiaire des cordons tendineux aux muscles papillaires antérieurs des deux ventricules. La portion membraneuse s'unit et se fond dans la partie centrale de ce voile. Quant au tronçon postérieur de la mitrale et à la valvule interne de la tricuspide, ils s'attachent directement à la paroi ventriculaire, sur la circonférence postérieure du large et unique orifice reliant les oreillettes et les ventricules, orifice qui représente les deux orifices auriculo-ventriculaires fusionnés. » (Moussous [1]).

[1] *Loc. cit.*

Les malformations de la cloison antérieure portent sur les deux portions de cette cloison à la fois ou seulement sur l'une ou l'autre de ces parties. Celles qui portent sur la totalité de la cloison antérieure se traduisent par une vaste échancrure qui s'étend, au-dessous du bulbe (divisé ou non), de la paroi antérieure du ventricule à l'espace membraneux. Dans ces cas, le septum antérieur ne contracte aucune relation avec le septum bulbaire. C'est ce fait qui permet de distinguer l'absence totale du septum antérieur de la malformation portant seulement sur la partie postérieure de ce septum (Moussous). L'absence de la partie antérieure du septum antérieur se traduit par un orifice, souvent arrondi, de petites dimensions, répondant à la valvule sigmoïde gauche de l'artère pulmonaire. Rokitansky en signale quelque cas.

La plupart des perforations interventriculaires sont constituées par le non-développement de la partie postérieure du septum antérieur. Elles sont constituées alors par une brèche, admettant l'extrémité du petit doigt, semi-lunaire ou arrondie, siégeant exactement sous l'orifice aortique. Cette échancrure a les mêmes limites que le vaisseau sus-jacent et ses dimensions antéro-postérieures dépendent des dimensions de ce vaisseau. Cet orifice est en partie dissimulé, à gauche, par la valve aortique de la mitrale; à droite, par la valve antérieure de la tricuspide.

Rokitansky a précisé les détails de cette lésion et a émis à son sujet quelques idées originales. Pour cet auteur, la perforation occupe exactement le territoire de la partie postérieure du septum antérieur, sans dépasser les limites de ce segment ni en avant ni en arrière. Normalement, nous l'avons vu, l'espace membraneux s'insère entre la sigmoïde aortique postérieure et la sigmoïde droite, et le septum antérieur commence entre les sigmoïdes droite et gauche. Or, dans les cas de perforation de la partie postérieure du septum antérieur, l'aorte subit presque toujours un léger mouvement de torsion de droite à gauche qui entraîne à droite la sigmoïde postérieure et en avant la sigmoïde droite. Il en résulte que l'espace membraneux se déplace un peu et vient correspondre presque exactement à la sigmoïde postérieure, et l'échancrure se place directement sous la sigmoïde droite. Les fibres musculaires de la cloison seules sont intéressées : d'une part, les fibres issues du ventricule droit qui renforcent la partie supéro-interne du cône artériel sont respectées ; d'autre part, les couches externes et inférieures de ce cône, celles qui devraient être fournies par la partie non développée de la cloison, manquent : l'infundibulum existe, mais rudimentaire.

Rokitansky s'écarte surtout des idées classiques en insistant sur le fait que, dans les anomalies de cette espèce, l'espace membraneux est intact. Il peut être déformé ou tiraillé, mais il existerait toujours. Or, d'après l'opinion la plus répandue, dans la perforation de ce genre, l'espace membraneux fait défaut en même temps que la partie postérieure du septum antérieur. Dans quelques planches de l'ouvrage de Rokitansky, on constate nettement la persistance du septum membraneux en arrière de l'orifice. D'après Moussous, il est difficile de trancher le différend d'une façon concluante.

« Il est de toute évidence, dit Moussous[1] que, dans ces cas, l'échancrure n'intéresse jamais l'espace membraneux seul, comme on l'entend répéter à chaque instant, puisqu'elle se prolonge en avant bien au-delà des limites normales de cet espace ; mais, la cloison membraneuse n'est-elle jamais compromise ? Je n'ose l'assurer : beaucoup des observations que j'ai parcourues sont absolument muettes à ce sujet. »

La deuxième de nos observations personnelles[2] est un cas de perforation de la partie postérieure du septum antérieur associée à d'autres malformations (oblitération de l'artère pulmonaire, persistance du canal artériel, dilatation et transposition à droite de l'aorte). Il s'agit d'une perforation ovalaire à grand axe antéro-postérieur, siégeant au-dessous de la sigmoïde aortique droite et de la moitié antérieure de la sigmoïde gauche. Elle est limitée en arrière par un espace membraneux transparent qui a la situation, la forme et les dimensions de l'espace membraneux mitral de Reiss. Ce cas vient donc à l'appui des idées de Rokitansky.

Enfin, le septum membraneux peut être le siège de perforations isolées. D'après Rokitansky, cette lésion, exceptionnelle comme anomalie de structure, se rencontrerait plus souvent comme lésion pathologique acquise. D'après Reiss[3], la perforation pure de la cloison, constituant la maladie de Roger, siège toujours au niveau de l'espace membraneux seul. Nous reviendrons plus loin sur l'étude de cette anomalie.

[1] *Loc. cit.*
[2] Voir chap. observations.
[3] *Loc. cit.*

Avant d'aborder l'étude des principaux types anatomo-pathologiques auxquels donne lieu la combinaison de la perforation interventriculaire à d'autres malformations cardiaques, nous devons étudier sommairement les plus importantes de ces anomalies.

L'inocclusion du trou de Botal est une anomalie pour ainsi dire banale, constituée simplement par une absence d'adhérences entre la valvule du trou de Botal et son cadre charnu : elle n'est pas incompatible avec le fonctionnement normal de la circulation cardiaque. On sait le rôle qu'elle joue dans la cyanose tardive. Dans les anomalies congénitales, elle est seulement la conséquence d'autres malformations : c'est la plus importante des « anomalies subordonnées ».

Quant aux malformations proprement dites de la cloison des oreillettes, elles peuvent consister en une absence totale de cette cloison (très rare) ou en un état rudimentaire de celle-ci (2 cas de Rokitansky). Plus fréquentes sont les malformations partielles. Suivant Rokitansky, elles portent soit sur la cloison primitive, soit sur la cloison secondaire. Dans le premier cas, la cloison est représentée par une simple crête implantée sur la paroi supérieure de l'oreillette ou bien présente seulement une échancrure à sa partie inférieure ; et, dans ce dernier cas, le trou de Botal existe avec sa valvule, fermé ou non. Cette anomalie s'associe souvent à une perforation du septum interventriculaire postérieur. Nous avons vu comment se comportaient alors les valvules auriculo-ventriculaires. Dans les malformations de la cloison secondaire, l'orifice inter-auriculaire est en arrière : sa partie postérieure est bien recouverte par une valvule, mais celle-ci est trop courte, insuffisante et, de plus, souvent percée de lacunes.

Les anomalies des gros vaisseaux portent surtout sur l'artère pulmonaire et l'aorte.

L'orifice de l'artère pulmonaire est souvent rétréci. Les valvules sont soudées par leurs bords, formant ainsi un diaphragme, percé à son centre d'un orifice plus ou moins large, arrondi ou étoilé, suivant que la coalescence des valvules est plus ou moins complète. Ce diaphragme bombe souvent du côté de l'artère pulmonaire et ressemble alors, suivant la comparaison qui en a été faite, au museau de tanche au fond du vagin. Les valvules sigmoïdes ainsi soudées sont généralement épaissies et indurées. A un degré de plus, l'artère pulmonaire est complètement oblitérée[1]. Elle se termine par un cul-de-sac au centre duquel on trouve parfois un petit tubercule et, tout autour, trois petites cupules, rudiments des nids valvulaires. L'insuffisance pulmonaire vraie, due à l'état rudimentaire des valvules, à l'atrophie ou à l'absence de l'une d'elles, l'insuffisance fonctionnelle due à la dilatation de l'orifice pulmonaire, sont rares. Le rétrécissement pré-artériel ou infundibulaire est plus fréquent. Tantôt il est annulaire, et son aspect rappelle celui du rétrécissement acquis, tantôt l'infundibulum tout entier est atrophié, rudimentaire. Il paraît alors creusé au sein des fibres musculaires : il est aplati et ressemble à un fourreau de sabre, suivant une comparaison classique.

Parmi les anomalies de l'aorte, la dilatation est plus

[1] Voir au chap. Observations, notre obs. II.

fréquente que le rétrécissement. Elle ne s'accompagne d'ailleurs pas d'insuffisance. Le rétrécissement aortique est dû, comme celui de l'artère pulmonaire, à une coalescence des valvules. Quant à son oblitération, elle est une rareté. Plus souvent on trouve la crosse dilatée à son origine et présentant au niveau de l'isthme, c'est-à-dire au-dessus de l'abouchement du canal artériel, un rétrécissement plus ou moins étroit et plus ou moins long.

Enfin les troncs artériels peuvent présenter des anomalies de position et de nombre. L'aorte peut naître complètement à droite de l'artère pulmonaire, parfois même en avant d'elle. Les deux vaisseaux naissent alors du même ventricule, du ventricule droit; ou bien il y a interversion complète : l'aorte naît du ventricule droit, l'artère pulmonaire du gauche. Dans ces cas, les troncs déplacés sont normaux ou bien présentent quelqu'une des anomalies que nous avons signalées. Un des deux troncs artériels peut être réduit à un cordon fibreux ou peut manquer complètement : il existe alors un vaisseau unique, tronc aortico-pulmonaire, qui reste indivis assez haut ou se divise bientôt en artère pulmonaire et aorte.

Les sigmoïdes peuvent être anormales par leur nombre, leur volume ou leur point d'implantation. On trouve parfois seulement deux valvules sigmoïdes, plus rarement quatre ou cinq. Elles peuvent être rudimentaires ou, au contraire, plus développées que normalement. Dans d'autre cas, on les trouve implantées à des niveaux différents. Ces anomalies sont surtout fréquentes à l'orifice pulmonaire.

Les valvules auriculo-ventriculaires peuvent présenter des altérations qui provoquent l'insuffisance, le rétrécissement ou l'oblitération des orifices.

Le canal artériel peut être et rester complètement perméable : il est alors de calibre fin ou au contraire très dilaté ; il peut être court et, dans ce cas, les deux vaisseaux qu'il réunit semblent communiquer directement. Il peut enfin manquer complètement : on n'en trouve pas de traces, même sous forme d'un cordon fibreux.

L'oreillette droite est souvent atteinte de dilatation avec amincissement des parois. Du côté des ventricules, on observe une dilatation simple, une dilatation avec hypertrophie ou une dilatation concentrique. Il est habituel que la cavité, dans laquelle le sang ne pénètre que peu ou pas du tout, s'atrophie.

Telles sont les principales malformations cardiaques qui peuvent s'associer aux perforations interventriculaires. Etudions maintenant les formes anatomopathologiques complexes résultant de l'association d'une ou plusieurs de ces anomalies à la communication interventriculaire.

L'absence complète du septum interventriculaire et l'état rudimentaire de ce septum s'accompagnent toujours d'autres malformations. Peacock [1] observe que dans ce cas, en règle générale, les oreillettes sont séparées par une cloison complète ou incomplète et qu'il existe deux orifices auriculo-ventriculaires. Les troncs artériels, de plus, présentent toujours une situation irré-

[1] Peacock, *On malformation of the human heart*, London, 1866.

gulière : l'aorte est transportée à droite et l'artère pulmonaire rétrécie.

Dans les cas d'absence du septum postérieur, outre la disposition et les malformations des valves auriculo-ventriculaires signalées par Rokitansky, on observe le plus souvent, comme principales anomalies associées, l'inachèvement de la cloison des oreillettes et des malformations des gros vaisseaux.

L'absence de tout le septum antérieur s'accompagne soit de transposition des vaisseaux, soit de la persistance d'un tronc artériel commun, dans les cinq cas rapportés par Rokitansky. Dans le cas publié par Lavergne [1], il y existait un tronc artériel unique.

L'absence de la partie antérieure du septum antérieur, très rare d'ailleurs, a été trouvée associée à l'inocclusion du trou de Botal (Rokitansky), au rétrécissement orificiel de l'artère pulmonaire (Petit [2]).

L'absence de la partie postérieure du septum antérieur est le mode de communication interventriculaire de beaucoup le plus fréquent. Cette anomalie peut s'associer à de nombreuses malformations et donner lieu aux combinaisons les plus variées. Une de celles-ci, cependant, est remarquable par sa fréquence : c'est celle dans laquelle la perforation interventriculaire s'accompagne de rétrécissement de l'artère pulmonaire, de dilatation et transposition de l'aorte à droite, d'hypertrophie du ventricule droit. Fallot [3] a le mérite

[1] Lavergne, *Contribution à l'étude des malformations du cœur* (th. Paris, 1886).

[2] Petit, *Soc. anat.*, 1881.

[3] Fallot, *Marseille médical*, 1888.

d'avoir, un des premiers, attiré l'attention sur ce type anatomo-pathologique si fréquent : il l'a noté 39 fois sur 55 observations. Aussi donne-t-on couramment à l'ensemble des anomalies qui constituent cette forme le nom de « tétralogie de Fallot ». Le rétrécissement de l'artère pulmonaire peut porter seulement sur l'orifice, par soudure des valvules, ou bien, à la fois, sur l'infundibulum, l'orifice et le vaisseau lui-même. L'orifice de l'aorte dilatée est généralement à cheval sur l'échancrure de la cloison. Si, dans ces cas, l'artère pulmonaire, au lieu d'être rétrécie, est oblitérée, le sang, pour aller au poumon, emprunte la voie du canal artériel ou des artères bronchiques ; on observe donc, en plus, l'une ou l'autre des deux malformations suivantes : persistance du canal artériel ou dilatation des artères bronchiques. Dans des cas tout à fait exceptionnels, l'aorte est rétrécie, l'artère pulmonaire dilatée et le ventricule gauche hypertrophié. Dans quelques observations enfin, on note : une interversion des troncs artériels, une anomalie dans le nombre des valvules sigmoïdes, le rétrécissement d'un des orifices auriculo-ventriculaires entraînant l'atrésie du cœur droit ou du cœur gauche.

Pour terminer et résumer cette longue et aride énumération, nous indiquons la classification de Rokitansky qui, quoique incomplète sur certains points, est la meilleure qui ait été donnée des perforations de la cloison interventriculaire :

Défectuosités[1] du septum interventriculaire.

1° Manque complet ou presque complet.

2° Manque de la cloison postérieure.

3° Manque de la cloison antérieure.

- A. Manque complet de la cloison antérieure.
- B. Manque de la partie postérieure de la cloison antérieure avec :
  - *a)* Situation anormale des vaisseaux artériels.
    - α. Calibre normal des vaisseaux artériels.
    - β. Sténose ou atrésie de l'artère pulmonaire.
  - *b)* Situation normale des vaisseaux artériels.
- C. Manque de la partie antérieure de la cloison antérieure.

4° Manque dans d'autres endroits non habituels.

La communication interventriculaire simple, ne s'accompagnant d'aucune autre malformation, d'ailleurs si bien individualisée cliniquement, comme nous le verrons plus loin, constitue bien à elle seule un type anatomo-pathologique à part.

Roger[2], le premier en 1879, donna une description clinique magistrale de cette forme d'affection congénitale du cœur, à laquelle on a très justement donné son nom. Ce n'est que douze ans plus tard, en 1891, que Dupré [3] rapporta la première observation de maladie de Roger, diagnostiquée pendant la vie et vérifiée

[1] Traduction littérale du mot allemand Defecte.

[2] Roger, *Bull. de l'Acad. de méd.*, 1879.

[3] Dupré, *Bull. de la Soc. anat.*, 1891.

à l'autopsie. Depuis cette époque, les cas, quoique d'une certaine rareté, se sont multipliés. En 1892, Reiss [1], dans sa thèse, réunit 14 cas et donne une étude d'ensemble de la maladie. Enfin, de nombreuses communications aux Sociétés savantes, quelques travaux originaux de Vinay [2], de Le Houx [3], etc., sont venus préciser certains points de la question.

Au point de vue anatomo-pathologique, la maladie de Roger consiste essentiellement en une perforation du septum interventriculaire sans autre malformation cardiaque. On a bien signalé, dans quelques observations, un léger déplacement de l'aorte vers la droite, une disposition un peu anormale des valvules; mais ces anomalies sont négligeables en comparaison de la perforation interventriculaire qui, à proprement parler, constitue toute la lésion. Le trou de Botal est oblitéré, ainsi que le canal artériel.

Quel est le siège exact de la perforation? D'après Reiss, elle porte toujours sur l'espace membraneux. Elle peut intéresser ce septum en entier ou se limiter à l'espace sous-aortique, ou à l'espace mitral. Reiss cite des exemples de ces trois cas. Mais la perforation de l'espace sous-aortique seul est de beaucoup la forme la plus fréquente. « L'étendue de l'orifice varie du diamètre d'une plume d'oie à celui d'une pièce de 2 francs. Les bords en sont constitués par un épaississe-

[1] Reiss, *Contribution à l'étude des malformations congénitales du cœur, maladie de Roger* (th. Paris, 1892).

[2] Vinay, De l'inocclusion congénitale du septum ventriculaire sans cyanose *(Lyon médical*, 1900).

[3] Le Houx, *Etude sur la maladie de Roger* (th. Paris, 1902).

ment de l'endocarde, pouvant former quelquefois valvule. Cette ouverture peut présenter l'aspect d'une ouverture à l'emporte-pièce. L'orifice est parfois disposé de telle façon qu'il indique le sens de la circulation intra-ventriculaire. Du côté du ventricule gauche, l'orifice est allongé et sinueux; du côté du ventricule droit, il est arrondi et proéminent. » (Reiss[1].)

Reiss ajoute : « Selon Alvarenga, il pourrait exister des ouvertures centrales de la cloison; mais il nous semble difficile d'admettre le caractère congénital de ces lésions : nous ne les avons jamais rencontrées dans la maladie de Roger pure. » Or, en contradiction avec ces idées et ces faits, dans nos deux observations personnelles de maladie de Roger[2], la perforation siégeait en dehors de l'espace membraneux. Dans un cas, la communication interventriculaire siégeait à l'union du tiers supérieur et du tiers moyen de la cloison, vers sa partie postérieure ; dans l'autre, il s'agissait d'une perforation de la partie postérieure du septum, avec intégrité de l'espace membraneux. Enfin, dans une observation de maladie de Roger, rapportée par Eisenmenger[3], on trouve notée une perforation de la partie postérieure du septum antérieur (il n'est pas question, dans cette observation, de l'état de l'espace membraneux).

En somme, nous pouvons conclure de ces faits que, dans la maladie de Roger, la perforation interventriculaire porte, le plus souvent, sur l'espace membraneux, mais peut siéger en un point quelconque de la cloison.

[1] *Loc. cit.*

[2] Voir au chap. observations les obs. I et II.

[3] Eisenmenger, *Zeitschrift f. klin. med.*, 1897.

CHAPITRE III

SYMPTOMES, DIAGNOSTIC ET TRAITEMENT DE LA MALADIE DE ROGER

Roger[1], en 1879, a donné de la perforation interventriculaire simple une description clinique à laquelle on n'a à peu près rien ajouté depuis et qui mériterait d'être citée en entier.

Le symptôme capital de cette affection est un souffle à caractères spéciaux, qu'on a appelé souffle interventriculaire, ou souffle de Roger. « C'est un bruissement très intense, dit Roger. Il a son maximum au tiers supérieur de la région précordiale. Il est unique, commence avec la systole et couvre les deux bruits. Il est fixe et sans propagation dans les vaisseaux. » D'après Potain, il s'entend au niveau de la partie interne du troisième espace intercostal et de la quatrième côte. C'est un souffle systolique, assez intense et assez rude, à tonalité haute, très constant, occupant tout le milieu de la région précordiale, mais avec une atténuation assez rapide. Il donne l'impression d'un souffle qui se produirait d'arrière en avant, directement dans le conduit auditif. Il ne subit l'influence, ni des changements d'attitude, ni des mouvements respiratoires. Il ne varie

[1] *Loc. cit.*

pas d'un jour à l'autre : il persiste immuable pendant des semaines, des mois et même des années. Il s'entend quelquefois dans le dos.

Il est produit par le courant interventriculaire. Il est systolique parceque les valves de la tricuspide et de la mitrale, par leur accollement à la paroi interventriculaire pendant la diastole, oblitèrent la perforation et s'opposent à tout courant interventriculaire.

Ce souffle s'accompagne le plus souvent d'un frémissement cataire. Celui-ci semble produit par la rencontre du sang passant d'un ventricule à l'autre avec le courant pulmonaire ou aortique ascendant. Il n'est d'ailleurs pas constant (Cadet de Gassicourt).

Les symptômes fonctionnels sont à peu près nuls. Les malades de Roger présentaient un pouls régulier, normal, pas de palpitations ni d'essoufflement et pas de cyanose. Reiss, sur les 14 observations qu'il rapporte, note de la cyanose dans 5 cas, 4 fois absence de cyanose et, dans 4 cas des renseignements insuffisants. Il conclut que la cyanose n'est pas une conséquence de la communication interventriculaire pure. En effet, le sang ayant une pression plus forte dans le ventricule gauche a un cours interventriculaire de gauche à droite : le sang artériel se mélange au sang veineux et non pas le sang veineux au sang artériel. La cyanose peut bien se rencontrer, mais le plus souvent chez des individus âgés et atteints de troubles pulmonaires, en particulier de tuberculose. Dans ce cas, la pression deviendrait plus forte dans le ventricule droit qui, s'hypertrophiant, change le sens du courant interventriculaire et lance du sang veineux dans du sang artériel.

Cette cyanose serait intermittente et tardive et ne s'accompagnerait pas le plus souvent de déformations des doigts et des orteils.

Récemment Le Houx, dans sa thèse [1], a rapporté un cas de maladie de Roger pure, vérifiée à l'autopsie, accompagnée de cyanose, non pas d'une cyanose tardive ou secondaire, comme dans les cas de Reiss, mais congénitale ou tout au moins très précoce. Le malade ne présentait pas de rétrécissement pulmonaire, mais simplement de l'endartérite de ce vaisseau. On doi donc admettre que, dans des cas exceptionnels, la maadie de Roger peut s'accompagner de cyanose. Néanmoins la description de Roger reste applicable à la généralité des cas. Souffle interventriculaire, avec frémissement cataire, sans cyanose : telle est la manifestation clinique habituelle de la perforation simple de la cloison interventriculaire.

La maladie de Roger est une anomalie et non une maladie. Sa lésion n'évolue pas et permet une longue survie. Roger cite le cas d'une dame qui, malgré sa perforation, atteignit l'âge de soixante-trois ans. Les observations de malades atteignant l'âge adulte ne sont pas rares. Quelques-uns même ont pu faire, sans être gênés, un métier assez dur.

Cependant cette affection prédispose aux maladies intercurrentes. L'endocardite vient la compliquer dans la moitié des cas : le cœur, du fait de la perforation de son septum, est un *locus minoris resistentiœ*, l'endocarde un terrain préparé pour les infections. Mais c'est

[1] Le Houx, *Etude sur la maladie de Roger* (th. Paris, 1902).

la tuberculose pulmonaire qui assombrit surtout le pronostic de la maladie de Roger, car cette complication se surajoute presque fatalement à la maladie. « Dans tous les cas où l'examen du poumon a été fait chez les adultes morts avec une maladie de Roger, on a trouvé des lésions tuberculeuses. Il ne semble pas y avoir là une simple coïncidence » (Reiss).

De plus, cette maladie diminue la résistance de l'organisme aux affections intercurrentes. Les maladies qui provoquent une gêne de la circulation comme celles des poumons, du foie ou des reins, sont particulièrement redoutables à ce point de vue. Mais c'est surtout la tuberculose qui revêt dans ce cas une allure singulièrement rapide. Parmi les maladies de l'enfance, la coqueluche, la rougeole sont très bien supportées ; la scarlatine l'est moins bien, probablement à cause de son action sur les reins.

En somme, en l'absence d'une maladie intercurrente grave, le pronostic de la maladie de Roger est relativement bénin. Il diffère donc essentiellement de celui des endocardites ou des autres vices de conformation du cœur s'accompagnant de maladie bleue. Aussi, importe-t-il de chercher à faire le diagnostic de cette affection.

Le souffle de Roger peut-il être entendu *in utero*, et permet-il de faire le diagnostic avant la naissance ? Dans le cas d'Audry et Lacroix [1], on entendit un souffle

[1] Ch. Audry et Lacroix, Sur un cas de malformation cardiaque (*Lyon médical*, mars 1890).

à l'auscultation des bruits du cœur fœtal, et on trouva à l'autopsie un cœur qui présentait une seule cavité auriculaire et une seule cavité ventriculaire. Mais ce cas est, croyons-nous, unique en son genre. Vinay[1], qui a ausculté des milliers d'enfants *in utero*, n'a jamais rencontré de souffle qui persiste, l'accouchement terminé. Il attribue ce fait à la faible pression vasculaire chez le fœtus, et à l'attitude habituelle de celui-ci, qui ne permet de l'ausculter qu'au niveau du dos.

A la naissance, rien n'attirant l'attention du côté du cœur, si on néglige son auscultation, la maladie de Roger passe facilement inaperçue. Ces bébés sont généralement chétifs et malingres. S'ils meurent les premiers jours après la naissance, d'une affection intercurrente, broncho-pneumonie par exemple — et ce cas doit être fréquent, surtout dans le milieu hospitalier — la lésion peut rester complètement ignorée. Nous avons ainsi découvert par hasard sur un nouveau-né, mort quelques jours après sa naissance, une perforation interventriculaire pure[2]. Nous croyons que nombre de malformations cardiaques sans cyanose doivent ainsi passer inaperçues.

Chez l'enfant plus âgé, chez l'adolescent ou l'adulte, la maladie de Roger est découverte par hasard à l'auscultation du cœur ou bien parce qu'une affection intercurrente, la tuberculose pulmonaire le plus souvent, a provoqué une cyanose secondaire qui attire l'atten-

[1] *Loc. cit.*

[2] Voir au chapitre observations, notre observation IV.

tion du côté du cœur. Quoi qu'il en soit, comme le dit Roger, « ce n'est pas ordinairement du premier coup que l'on reconnaîtra cette espèce de communication des deux cœurs. Dans la plupart des cas, la diagnose sera successive, et ce ne sera qu'après plusieurs examens que l'observateur, trouvant la signification véritable du souffle, le rapportera définitivement à la malformation ».

A la suite de la publication du célèbre mémoire de Roger, on diagnostiqua beaucoup de perforations interventriculaires qui n'existaient pas.

D'après Roger, un souffle cardiaque perçu chez un enfant à la mamelle est toujours symptomatique d'une malformation. En effet, les souffles extra-cardiaques n'existent pas à cet âge et l'endocardite est exceptionnelle avant deux ans. Plus tard, les choses se compliquent : on n'arrivera à poser un diagnostic exact que par l'examen minutieux et raisonné des moindres signes.

Les souffles extra-cardiaques systoliques de la partie moyenne du cœur, entendus souvent chez les anémiques et les chlorotiques, peuvent prêter à l'erreur. Le souffle de Roger s'en distingue par ses caractères bien nets. Son foyer de production est à l'articulation du troisième cartilage costal gauche avec le sternum. Il est olosystolique. Il se propage dans tous les sens et son aire de diffusion est nettement circulaire. Il commence et se termine brusquement. Il est uniforme dans toute sa durée. Il ne varie pas d'un jour à l'autre, ni avec les modifications de la respiration, ni avec les changements de position.

Le diagnostic est plus délicat avec le souffle du rétrécissement pulmonaire. Le maximum de celui-ci est sur le deuxième cartilage costal gauche : le souffle de la perforation interventiculaire se produit derrière le troisième cartilage. La distinction de ces deux souffles est difficile par la simple recherche de leur point d'intensité maxima, à cause de la proximité des deux foyers. Dans les deux cas, il existe un frémissement cataire, le ventricule gauche est hypertiophié et dilaté. Mais, dans le rétrécissement pulmonaire, le souffle couvre le premier bruit ; dans la maladie de Roger, les bruits restent normaux, bien frappés. Le souffle du rétrécissement pulmonaire se propage vers la clavicule; le souffle interventriculaire se propage transversalement. Le pouls du rétrécissement pulmonaire est petit et tendu ; enfin, l'état général est plus grave : « Ce qui est un état de crise dans la maladie de Roger est l'état constant dans le rétrécissement pulmonaire. » (Reiss.)

Le souffle de l'insuffisance mitrale se distingue facilement du souffle de Roger, s'il est à la pointe. Mais, s'il a son maximum dans la région de la valvule mitrale, ce qui se voit quelquefois, il faudra songer au timbre spécial du souffle de l'insuffisance mitrale, à sa propagation dans l'aisselle, à l'hypertrophie du ventricule droit, aux caractères du pouls pour éviter l'erreur.

Un frottement péricardique, systolique, occupant la région méso-cardiaque, pourrait être confondu avec le souffle interventriculaire. Mais le frottement est plus superficiel, rarement olosystolique ; il augmente sous la pression du stéthoscope, lorsque le malade se penche en avant ; enfin il est plus variable, moins stable que le souffle de Roger.

On ne pensera à une perforation de la paroi, postérieure à la naissance, que pour l'éliminer, à moins qu'on ne trouve des signes d'un anévrisme de la paroi ou d'une endocardite ulcéreuse ancienne.

Le traitement de la maladie de Roger n'existe pour ainsi dire pas, ou plutôt, réside tout entier dans une sage hygiène.

La première enfance de ces malades devra être entourée de soins. Les bébés seront nourris au sein ; on soignera particulièrement leur régime et on évitera de les exposer au froid.

Adolescents, on les préviendra, sans les effrayer, de leur infirmité, pour qu'ils évitent les exercices violents, les émotions, les excès de tous genres : on leur conseillera le choix d'un métier peu pénible.

On traitera avec soin les affections intercurrentes. Songeant à la fréquence de la tuberculose pulmonaire, on tâchera de la dépister à son début pour la traiter par les moyens habituels.

Ce n'est qu'en cas de cyanose secondaire, ou s'il se produit des phénomènes d'hyposystolie ou d'asystolie par endocardite surajoutée, qu'on aura recours aux toniques du cœur (digitale, caféine).

CHAPITRE IV

SYMPTOMES, DIAGNOSTIC ET TRAITEMENT DES PERFORATIONS DE LA CLOISON INTERVENTRICULAIRE ASSOCIÉES A D'AUTRES MALFORMATIONS CARDIAQUES.

Autant est simple la symptomatologie de la maladie de Roger, autant sont complexes les symptômes des perforations interventriculaires associées à d'autres anomalies, en ce qui concerne du moins les signes locaux. Ce fait tient surtout à la multiplicité des combinaisons que l'on peut rencontrer. Cependant, nous avons vu que, parmi les types anatomo-pathologiques signalés, un petit nombre seulement était d'une certaine fréquence.

En premier lieu se place l'association du rétrécissement pulmonaire à la perforation de la cloison interventriculaire. Au premier abord, il semble que, dans ce cas, l'auscultation doit permettre de trouver combinés les signes stéthoscopiques de ces deux lésions, c'est-à-dire le souffle de Roger et le souffle du rétrécissement pulmonaire. Or, il n'en est rien : ces déductions théoriques sont le plus souvent en désaccord avec les faits cliniques. Dans ce cas de communication interventriculaire accompagnée de rétrécissement pulmonaire, quatre éventualités peuvent se présenter, d'après Moussous [1] :

1° Il existe deux souffles systoliques distincts, avec frémissement cataire : l'un superficiel, vibrant, dans le deuxième espace gauche, à 1 centimètre du bord du sternum, se propageant vers la clavicule (souffle du rétrécissement pulmonaire) ; l'autre profond, intense, ayant son maximum dans le troisième espace intercostal (souffle interventriculaire).

2° On entend un souffle systolique unique, avec frémissement maximum dans le deuxième espace gauche, présentant tous les caractères du souffle pulmonaire.

3° On entend un souffle systolique ayant les caractères du souffle du retrécissement pulmonaire, mais s'entendant aussi au foyer aortique et se propageant dans les artères du cou.

4° Enfin, il n'existe pas de souffle ; les bruits du cœur sont normaux.

L'absence du souffle interventriculaire, souvent notée dans ces cas, a été différemment expliquée. On peut bien admettre, dans quelques cas, que les deux souffles (interventriculaire et pulmonaire), à foyers voisins, se superposent, se confondent, et ne peuvent être nettement différenciés ; mais dans les cas, soigneusement observés, où le souffle n'a absolument que les caractères de celui du rétrécissement pulmonaire pur, il faut bien reconnaître que le souffle de la communication interventriculaire manque. D'ailleurs, les observa-

[1] *Loc. cit.*

tions où le retrécissement est remplacé par l'oblitération de l'artère pulmonaire et où il n'existe pas de souffle [1] plaident dans le même sens. Si l'on veut bien se rappeler que, dans ces cas, l'aorte est le plus souvent dilatée et à cheval sur l'échancrure de la cloison, on se rendra compte que les conditions sont peu favorables à la production d'un souffle interventriculaire. Le sang, au moment de la systole, se précipite en masse dans l'aorte largement béante et a peu de tendance à passer d'un ventricule dans l'autre.

Variot [2], récemment, a donné une explication nouvelle de cette absence de souffle dans les perforations du septum interventriculaire. Se basant sur l'autorité de Marey, il pense que l'absence de bruit se rapporte à l'égalité de tension du sang dans les deux ventricules, qui résulte elle-même de l'égalité d'épaisseur de leur paroi. Dans deux cas publiés par cet auteur, il y avait égalité d'épaisseur des parois des deux ventricules et pas de souffle, malgré une large perforation de la cloison. Dans la maladie de Roger, au contraire, le souffle est toujours très intense et l'on note une grosse différence dans l'épaisseur des deux ventricules. Deux de nos observations [3] plaident en faveur de cette hypothèse : dans la première, on note :

Perforation de la cloison interventriculaire.
Epaisseur de la paroi du ventricule gauche = 9 millimètres.

[1] Comme dans notre observation II, voir plus loin.
[2] Variot, *Soc. de pédiatrie*, juin 1902.
[3] Voir chap. observations, les obs. I et II.

Epaisseur de la paroi du ventricule droit = 4 à 5 millimètres.

Souffle interventriculaire intense.

Dans la seconde :

Communication interventriculaire :

Epaisseur de la paroi du ventricule gauche = 9 millimètres.

Epaisseur de la paroi du ventricule droit = 9 à 10 millimètres.

Pas de souffle.

Il semble donc y avoir, non seulement une simple coïncidence, mais une relation de cause à effet entre ces deux faits : égalité d'épaisseur des deux ventricules et absence de bruits anormaux à l'auscultation.

Pour expliquer ce fait que, dans certains cas, le souffle entendu revêt les allures d'un souffle de rétrécissement aortique et se propage dans les vaisseaux du cou, Moussous[1] admet l'hypothèse suivante : Le souffle aortique se produit au moment où le sang s'engage d'un des ventricules dans l'aorte. Quoique l'orifice aortique soit dilaté, comme il est d'habitude à cheval sur l'échancrure de la cloison, il peut arriver que la portion de cet orifice correspondant à l'un des ventricules soit relativement étroite et que la colonne sanguine entre en vibrations en franchissant ce point rétréci. Peut-être aussi, dans quelques cas, le souffle aortique est-il produit par les vibration du bord inférieur de l'échancrure interventriculaire, plus mince et plus tranchant que d'ordinaire.

[1] *Loc. cit.*

Si aucune de ces conditions ne se trouve réalisée et si, d'autre part, le souffle pulmonaire manque, ou à cause de l'étroitesse trop grande de l'orifice, ou par suite de la longueur du rétrécissement qui peut porter sur toutes les voies pulmonaires, on note une absence complète de souffle.

La communication interauriculaire, associée à la perforation interventriculaire, ne donne pas de signe. L'inocclusion du trou de Botal, en effet, — que la force de projection soit trop faible, ou l'ondée sanguine trop peu volumineuse dans les oreillettes — ne donne lieu à aucun souffle. D'après Potain, tous les bruits qui ont été attribués à cette cause peuvent et doivent recevoir une autre interprétation.

La persistance d'un tronc artériel unique, à orifice dilaté, se révèle quelquefois par un souffle systolique de la base, traduisant l'insuffisance de ses sigmoïdes. C'est un souffle intense, se produisant vers la base, sur la ligne médiane, se propageant dans les vaisseaux du cou. Le souffle diastolique qui l'accompagne parfois est dû au reflux de l'ondée sanguine.

Dans le cas d'interversion des troncs artériels, il existe, le plus souvent, un rétrécissement aortique ou pulmonaire et, par suite, un souffle systolique de la base, à propagation peu nette, dont le maximum ne répond pas exactement à l'un des foyers pulmonaire ou aortique.

La persistance du canal artériel qui s'associe quelquefois à la communication interventriculaire, par exemple dans le cas d'oblitération de l'artère pulmonaire, se traduira dans certains cas, par le souffle de

François Franck : souffle systolique, intense, s'entendant dans le dos, à gauche de la colonne, à la hauteur des troisième et quatrième vertèbres dorsales.

Enfin, l'hypertrophie avec dilatation du cœur droit, qui se rencontre souvent, se traduit par ses signes habituels : abaissement de la pointe qui est déjetée en dehors, augmentation de la matité transversale du cœur.

Il est difficile de donner plus de précision à la description de ces signes locaux, étant donné leur grande variabilité d'un cas à un autre. Ils ont tous cependant un caractère commun et très important : ils ne se modifient pas d'un jour à l'autre, ils sont remarquablement constants : ce sont, en effet, les signes, non d'une lésion qui évolue, mais d'une malformation immuable. Ce caractère n'est, d'ailleurs, pas tout à fait absolu. A un moment donné, par affaiblissement ou dégénérescence du myocarde, le cœur se dilatant, les souffles peuvent s'affaiblir ou disparaître; ou bien encore des lésions acquises (endocardite ou péricardite) peuvent venir modifier les symptômes de l'anomalie préexistante.

Quant aux signes fonctionnels, ce sont les symptômes classiques de la maladie bleue. Ils ne varient guère suivant le type anatomo-pathologique envisagé. Nous les décrirons très rapidement.

La cyanose est un signe à peu près constant. Elle consiste en une coloration lie de vin, bleuâtre ou violacée de la peau et des muqueuses. Elle fait son apparition dès la naissance ou dans les premiers mois de la vie. Rarement généralisée à tout le corps, elle est surtout prononcée aux extrémités (pieds et mains), aux lèvres, dans l'intérieur de la cavité buccale, au nez, aux pommettes, aux oreilles, aux organes génitaux. Elle peut entraîner à la longue des troubles de pigmentation rappelant la maladie d'Addison. Elle est constante et sujette à des exagérations, ou n'apparaît que dans certaines circonstances : toutes les causes qui modifient la circulation (effort, cris, toux, froid, chaleur) la font apparaître ou l'exagèrent ; les affections pulmonaires (bronchite, broncho-pneumonie, coqueluche) l'accroissent.

La pathogénie de la cyanose est une question complexe qui a été et est encore très discutée. Trois théories ont été proposées pour l'expliquer : la théorie du mélange des deux sangs, la théorie de l'insuffisance de l'hématose et celle de la stase veineuse. L'insuffisance de la circulation pulmonaire est certainement le facteur le plus important de la cyanose, mais non pas le seul. Les trois théories contiennent chacune une part de vérité et ne s'excluent pas l'une l'autre : les trois facteurs invoqués peuvent intervenir ensemble ou séparément pour produire la cyanose. Telle est l'opinion éclectique à laquelle s'arrêtent Weill, Moussous [1].

La cyanose s'accompagne d'un abaissement de la température périphérique et de sensation subjective de froid.

La dyspnée peut exister même au repos ; elle se montre ou s'exagère à l'occasion des mouvements, des efforts, pendant la tétée ou les pleurs chez le nouveau-

[1] *Loc. cit.*

né. Les enfants plus âgés paraissent régler tous leurs actes : ils font tout avec lenteur, évitent tout effort : ils sont apathiques et taciturnes.

Lespalpitations,lacéphalalgie,les vertigescontribuent encore à rendre ces sujets irritables. Le retard dans le développement des fonctions cérébrales, la déchéance de tout l'organisme en font des enfants malingres, mal conformés. Duroziez insiste sur la fréquence du rétrécissement du thorax. Les doigts ont leurs extrémités renflées en massue ; les ongles sont larges, épais et incurvés.

La dyspnée est sujette à des paroxysmes qui sont de véritables crises et revêtent parfois une allure terrifiante. La dyspnée est extrême, le pouls petit, la cyanose très prononcée, les extrémités froides, la face angoissée. Cet état alarmant, provoqué par la moindre cause, peut durer de quelques minutes à quelques heures. Une période d'accablement, de somnolence lui succède. La mort subite se voit quelquefois dans le cours de ces crises,

Signalons enfin l'hyperglobulie et nous en aurons fini avec l'exposé des principaux signes de la maladie bleue.

Les malformations très étendues et complexes sont incompatibles avec la vie extra-utérine et se rencontrent à titre de monstruosités chez des enfants mort-nés. Un grand nombre de ces anomalies sont trouvées à l'autopsie d'enfants qui n'ont vécu que quelques heures ou quelques jours, qui ont présenté ou non de la cyanose et qu'on a le plus souvent négligé d'ausculter.

Quelques-uns de ces enfants vivent un an ou deux,

avec de la cyanose, de la dyspnée paroxystique, des convulsions. Ils s'alimentent mal, se cachectisent et succombent à une affection intercurrente, à une broncho-pneumonie, ou, un peu plus tard, à la rougeole ou la coqueluche. Placés dans de bonnes conditions hygiéniques, ils peuvent franchir la première enfance, mais toujours sous la menace de l'asphyxie ou de la syncope. Si les troubles fonctionnels sont plus légers, la cyanose plus tardive, la mort est retardée jusqu'à l'adolescence ou l'âge adulte. Elle survient dans l'asystolie, asystolie qui peut être provoquée uniquement par les malformations congenitales, ou par l'adjonction d'une endocardite secondaire. Enfin, la tuberculose pulmonaire vient fréquemment terminer la scène, surtout dans les cas si fréquents où il existe un rétrécissement pulmonaire.

Le pronostic se basera donc sur l'intensité et le moment d'apparition de la cyanose, sur le degré de la dyspnée. Il faut aussi tenir compte de la nature de l'anomalie. Moussous a dressé une statistique, au point de vue de la survie, des principales observations de maladie bleue : il ressort de cette étude que c'est la perforation de la cloison postérieure des ventricules avec perforation interauriculaire qui est la plus grave ; puis viennent, par ordre de gravité décroissante, la perforation de la cloison antérieure avec interversion des vaisseaux et enfin la communication interventriculaire associée au rétrécissement pulmonaire.

Le diagnostic des perforations de la cloison interventriculaire associées à d'autres malformations cardiaques est hérissé de difficultés.

Avant tout, une première question se pose : existe-t-il une malformation congénitale ? On essayera de résoudre cette question en observant et en analysant soigneusement les deux symptômes principaux qui sont : la cyanose et les bruits anormaux du cœur.

On ne confondra pas, chez le nouveau-né, la cyanose cardiaque avec la cyanose par inanition. Budin a attiré l'attention sur ce dernier symptôme. Les débiles et les prématurés, soumis à une alimentation insuffisante ou mal réglée, présentent parfois des accès de cyanose qui peuvent en imposer pour une maladie bleue. La chute de la courbe de poids, le refroidissement central très marqué qui accompagne ces accès, la disparition rapide de la cyanose sous l'influence du séjour dans la couveuse et de la réglementation de l'alimentation, enfin l'absence de tout bruit anormal à l'auscultation du cœur permettront de distinguer cette fausse cyanose de la maladie bleue vraie.

La date d'apparition des signes physiques et fonctionnels est un élément important du problème. Si on a constaté un souffle au cœur à la naissance ou peu après la naissance et si l'enfant dans les premiers jours de la vie a présenté de la cyanose, le diagnostic ne sera pas hésitant. Mais la cyanose peut n'apparaître que beaucoup plus tardivement et, en présence d'un souffle au cœur chez un enfant, on pourrait penser à une endocardite acquise de la première enfance : ce cas est rare, mais non pas exceptionnel. En l'absence des causes d'une endocardite acquise révélées par l'interrogatoire, et surtout si quelque anomalie dans le maximum du souffle, dans sa propagation, son timbre ou son intensité attirent l'éveil, on portera le diagnostic de malformation congénitale. La cyanose, apparaissant ultérieurement avec son cortège clinique (déformations des doigts, refroidissement, hyperglobulie) viendra lever tous les doutes.

Pour faire un diagnostic complet — qui, il est vrai, n'a que peu d'intérêt pratique — il faudrait pouvoir répondre aux deux autres questions suivantes : existe-t-il une perforation de la cloison interventriculaire ? quelles autres anomalies lui sont associées ? Ce problème est toujours difficile, souvent impossible à résoudre, parce que, comme nous l'avons vu, à propos de la symptomatologie :

1° Ce souffle interventriculaire peut manquer ou se confondre avec le souffle du rétrécissement pulmonaire.

2° Beaucoup de malformations se traduisent par des signes inconstants, peu précis, ou nuls, tels l'interversion des gros troncs, l'oblitération de l'artère pulmonaire, les perforations du septum interauriculaire, les vices d'implantation ou de nombre des sigmoïdes, etc. Ces malformations ne sont donc généralement que des découvertes d'autopsie.

Cependant, étant donné la fréquence particulière (74 pour 100) du type anatomo-pathologique individualisé par Fallot (communication interventriculaire, transposition de l'aorte à droite, rétrécissement de l'artère pulmonaire, hypertrophie du ventricule droit), c'est cette lésion que l'on devra diagnostiquer, en l'absence de signes spéciaux.

Nous résumerons en quelques mots pour être complet, le traitement de la maladie bleue.

Dans la première enfance, on observera méticuleusement les règles de l'hygiène. On élèvera l'enfant au sein, autant que possible. On le soustraira au froid, pour lui éviter les infections bronchiques, on l'éloignera de toute contagion (rougeole, coqueluche). Plus tard, on lui épargnera les fatigues, les émotions, les changements brusques de température. S'il est irritable, on lui évitera les contrariétés ; s'il est somnolent, on respectera son besoin de sommeil. On conseillera le choix d'un métier peu pénible ; on proscrira le mariage.

A la moindre alerte, on prescrira le repos absolu. On combattra les crises convulsives par les antispasmodiques, les menaces d'asystolie par la digitale, les syncopes par les injections d'éther et de caféine.

Par l'emploi de ces moyens hygiéniques ou thérapeutiques, on arrivera parfois à adoucir un peu la vie de ces malades et à prolonger leur survie.

CHAPITRE V

OBSERVATIONS [1]

OBSERVATION I

Maladie de Roger diagnostiquée pendant la vie. — Perforation interventriculaire voisine du centre de la cloison, sans autre malformation du cœur. (Planche I.)

G... Andrée, neuf mois et demi, entre à la première crèche le 20 décembre 1901. La mère a eu, étant jeune, plusieurs attaques de rhumatisme articulaire aigu fébrile et présente encore actuellement quelques douleurs vagues dans les articulations. Rien au cœur. Elle paraît très nerveuse. Etant enceinte de trois semaines de son dernier enfant, elle a eu une frayeur ; elle a été poursuivie par un chien enragé et a eu très peur. Elle n'a jamais eu de fausse-couche. Un autre enfant de deux ans et demi bien portant. Le père est maigre, il tousse un peu ; il aurait eu plusieurs pleurésies. L'enfant est née à terme. L'accouchement a été normal. Elle pesait seulement 3 livres environ à la naissance. Nourrie au sein par la mère pendant six mois, puis au sein et au biberon, elle n'a rien présenté d'anormal. Cependant, la mère a remarqué elle-même que les membres de l'enfant restaient grêles, comparés au développement du tronc. De plus, elle a toujours été essoufflée ; elle aurait eu parfois des accès de suffocation

[1] Ces observations ont été communiquées, avec présentations des pièces, les deux premières par M. Audry, à la *Société médicale des hôpitaux de Lyon* (février 1902), la troisième par nous à la *Société des sciences médicales* (avril 1902).

après les tétées et même, au moment des cris, une légère teinte cyanique du pourtour des lèvres.

La mère n'a plus que très peu de lait et est inquiétée par le dépérissement de son enfant ; sur ses insistances, on la reçoit à la crêche.

À l'entrée, l'enfant pèse 4 kg. 450, présente un léger érythème des fesses. Elle est un peu petite pour son âge. Les membres sont peu développés par rapport au tronc, surtout au ventre qui est gros. Les lèvres ont une coloration rouge foncé, le visage est un peu pâle. *Pas de cyanose*, pas de déformation des extrémités.

Accélération de la respiration et battements des ailes du nez.

A l'examen du cœur, on trouve la pointe dans le sixième espace. On note un frémissement cataire systolique très net, mais limité, et on entend un souffle : un souffle fort, râpeux, qui débute à la systole et couvre les deux bruits — qui a son maximum en un point situé un peu au-dessus et en dedans du mamelon gauche et se propage un peu dans toutes les directions, mais pas spécialement ni dans l'aisselle, ni au cou — s'entendant dans le dos, mais très atténué, au niveau de l'épine de l'omoplate gauche.

Rien à l'auscultation des poumons.

Pas d'albumine dans les urines.

Pendant les premiers jours de son séjour dans le service, l'enfant prend bien le biberon, ses selles sont normales ; l'état général paraît s'améliorer.

On note une plaque de glossite exfoliatrice marginée. Cependant, le poids diminue : de 4 kg. 400 le 30 décembre, il tombe à 4 kg. 150 le 6 janvier. L'enfant commence à pâlir.

6 janvier. — Au matin, la température est 38°4. On note que l'enfant a eu hier quatre vomissements.

7 janvier. — Les vomissements ont cessé, mais l'enfant est grognon, pousse des cris. T. = 38°8.

8 janvier. — La température monte à 39°4. L'enfant tousse beaucoup. On entend des râles sous-crépitants fins et du souffle dans la fosse sous-épineuse gauche.

10 janvier. — Après une légère amélioration, on note une nouvelle poussée de température. On trouve toujours des râles et du souffle au poumon gauche, quelques râles à droite.

11 janvier. — Probablement sous l'influence des bains sinapisés, il se produit un léger mieux et une diminution de la fièvre.

L'enfant est emmenée par sa famille.

12 janvier. — Elle est revue chez elle. L'état est le même, les signes stéthoscopiques pulmonaires n'ont pas changé.

Notons que, pendant son séjour dans le service, l'enfant a été examinée presque journellement au point de vue de son cœur et que les signes n'ont pas varié et sont restés tels que nous les avions observés le premier jour.

20 janvier.— Le père nous prévient que son enfant s'est affaiblie peu à peu et que, après quelques accès de suffocation, elle est morte le matin même. Il nous autorise à faire, chez lui, une *autopsie* partielle.

Les poumons sont examinés en place : le droit paraît sain ; le lobe inférieur du poumon gauche est très rouge et augmenté de consistance (broncho-pneumonie probable).

Le péricarde contient une petite quantité de liquide et ne présente pas d'adhérences de ses feuillets. Sur le péricarde viscéral, en avant, près de la pointe, on trouve une tache laiteuse, de la dimension d'une pièce de 20 centimes.

Le cœur[1] pèse 53 grammes. Il n'existe pas d'anomalie des gros vaisseaux. Le canal artériel n'a pas été trouvé. Les oreillettes et la cloison interauriculaire paraissent normales. Le trou de Botal est complètement obturé. Les orifices auriculo-ventriculaires sont normaux. Le gauche mesure 40 millimètres, le droit 47 millimètres de circonférence. On ne trouve pas de traces d'endocardite. Normaux aussi les orifices artériels et les valvules sigmoïdes. L'orifice aortique a 32 millimètres, l'orifice pulmonaire 40 millimètres de circonférence. La cloison interventriculaire présente une perforation qui a les caractères suivants. Elle est située à l'union du tiers supérieur et des deux tiers inférieurs de

[1] Voir planche I.

la cloison, et n'occupe que la moitié postérieure de celle-ci Elle est allongée dans le sens antéro-postérieur et un peu oblique de haut en bas et d'avant en arrière. Sa longueur est de 1 centimètre environ, et ses deux lèvres laissent entre elles un orifice ovalaire à grosse extrémité postérieure, qui a 3 millimètres dans sa plus grande hauteur, et fait communiquer largement les deux ventricules. Vues du côté du ventricule gauche, les lèvres de la perforation apparaissent taillées en biseau, tranchantes, non déchiquetées et de coloration blanchâtre. Dans le ventricule droit, la perforation est en partie cachée par la valve postéro-interne de la tricuspide ; un cordage tendineux, après avoir été parallèle à la perforation, vient s'insérer sur son extrémité antérieure.

Cette perforation est creusée dans la portion musculaire de la cloison, à 1 centimètre environ au-dessous du septum membraneux qui est intact et présente son aspect et ses dimensions habituelles. On trouve des caillots blancs dans le ventricule droit, à l'orifice de l'auricule. La coloration du myocarde est normale. L'épaisseur de la paroi ventriculaire gauche est de 9 millimètres, celle du ventricule droit de 4 à 5 millimètres.

OBSERVATION II

Cyanose sans souffle. — Communication interventriculaire (absence de la partie postérieure du septum antérieur), oblitération de l'artère pulmonaire, aorte dilatée et, à droite, persistance du canal artériel (Planche II.)

R.... Emile, cinq ans et demi, entre salle Sainte-Aline, le 14 novembre 1901. Il ne présente rien à signaler dans ses antécédents héréditaires. Son père et sa mère, vivants et bien portants, ont trois autres enfants tous bien portants. Il est né à terme par un accouchement normal. Il a été élevé au sein jusqu'à l'âge d'un an. Il a marché à seize mois. Il n'a pas eu de maladie dans la première enfance, et n'a rien présenté d'anormal jusqu'à l'âge de vingt mois. A ce moment, il a commencé à avoir les lèvres violacées, puis les paupières et le bout du nez. Les doigts ont en même temps commencé à bleuir et à se déformer. Depuis un an environ, il prend des accès de suffocation. Plusieurs fois dans la journée, à l'occasion d'une contrariété, d'un effort, ou simplement de la marche, quelquefois dans la nuit, lorsqu'il se lève pour aller sur le vase, l'enfant prend brusquement une quinte de toux, puis de la dyspnée et devient violet, quelquefois noir, dit la mère. Ces accès durent environ un quart d'heure. Depuis un an, ils augmentent de fréquence et d'intensité.

L'enfant a eu la coqueluche il y a six mois.

A l'entrée, l'enfant n'a pas de fièvre. Le pouls est à 96. Il a à peu près la taille de son âge. Son ventre est gros. Pas d'autre signe de rachitisme.

La tête est un peu enfoncée entre les épaules. Le facies est légèrement bouffi, l'œil brillant. L'enfant est très intelligent, il n'est pas apathique, mais très vif et très entrain.

Les paupières inférieures, le nez et surtout les lèvres présentent une cyanose foncée. Les pommettes sont légèrement violacées. La langue et le voile du palais sont de couleur lie de vin. Aux doigts et aux orteils, les phalanges sont violettes, les troisièmes phalanges sont en battant de cloche. Il n'existe pas de cyanose des organes génitaux externes.

Le thorax est très voussuré. La pointe du cœur bat dans le cinquième espace, sous le mamelon. Au niveau de l'appendice xiphoïde et des cartilages des cinquième et sixièmes côtes gauches, la main est soulevée par une impulsion systolique forte, diffuse. Il n'y a ni frémissement, ni souffle. Dans le dos, au niveau de la colonne dorsale, on entend les bruits du cœur normaux.

Le pouls est petit, régulier. Il existe des battements des artères du cou.

Rien aux poumons.

Les urines ne contiennent pas d'albumine.

La numération des globules rouges donne le chiffre de 9.860.000.

La radiographie des mains et des pieds montre que les troisièmes phalanges sont augmentées de longueur, ce qui contraste avec l'hypertrophie en largeur des parties molles qui les entourent. La radioscopie du cœur décèle une hypertrophie notable du cœur droit. L'ombre du cœur déborde celle de la colonne presque autant à droite qu'à gauche.

21 novembre. — A l'occasion d'une contrariété, l'enfant prend un accès de suffocation. Il devient brusquement tout cyanosé et tombe, mais sans perdre connaissance. L'accès dure un quart d'heure environ, avec une respiration bruyante et précipitée et une teinte violet foncé de tout le corps.

24 novembre. — Nouvel accès de suffocation qui dure cinq minutes. La température monte progressivement depuis deux jours. Elle atteint ce matin 39°8.

On ne trouve rien à l'examen pour l'expliquer. Le malade a eu une épistaxis. La cyanose est plus accusée que les premiers jours. L'auscultation du cœur est toujours négative.

30 novembre. — La fièvre a disparu après quelques jours de durée. Le malade se lève et est redevenu gai.

Pendant une période de près de deux mois, l'enfant ne présente rien d'anormal.

24 janvier. — La température est de 39°9 le matin (39°4 la veille au soir). L'enfant est plus cyanosé, essoufflé et se plaint de la gorge. Le pharynx et les piliers sont rouges. Rien à l'auscultation des poumons. La température monte le soir à 41°4.

25 janvier. — La température est 40°1. Le pouls ne se sent pas à la radiale. 132 pulsations. Les mains sont chaudes. L'enfant est abattu, somnolent, très cyanosé ; il a vomi plusieurs fois ; il tousse et est essoufflé (32 respirations). Toujours rien au cœur, sauf une tendance au galop. La respiration est un peu rude aux bases. Les urines contiennent un disque net d'albumine, pas de sucre.

29 janvier. — La température oscille aux environs de 39 degrés. Le pouls est à 100, un peu plus fort. L'enfant tousse toujours. L'examen des poumons ne révèle que de la submatité à la base gauche.

31 janvier. — L'enfant a eu une hémoptysie assez abondante

(1/2 verre) et présente une éruption d'urticaire. L'état est le même.

3 février. — L'enfant est plus mal : il se plaint d'un point de côté à gauche et présente de la dyspnée avec type inverse de la respiration. On constate de la submatité et du souffle à la base gauche.

A 10 heures du matin, l'enfant, très pâle, perd connaissance, après avoir rejeté par la bouche quelques mucosités sanguinolentes. Il présente quelques mouvements convulsifs des membres, son cœur se ralentit, puis s'arrête, sans qu'on ait pu le ranimer par les moyens habituels.

L'*autopsie* est pratiquée le lendemain.

Le cœur pèse 112 grammes. Le péricarde est normal. A un examen extérieur superficiel, on est frappé par l'augmentation de volume du cœur droit, comparé à celui du cœur gauche — par le volume considérable de l'aorte — la diminution de calibre de l'artère pulmonaire — la persistance du canal artériel.

La cavité de l'oreillette droite est globuleuse, du volume d'une petite noix.

Les orifices des veines caves supérieure et inférieure sont normaux, comme forme et comme situation. La cloison interventriculaire est normale. Le trou de Botal est complètement oblitéré. La cavité de l'oreillette gauche est diminuée dans ses dimensions transversales : elle reçoit à peine la pointe de l'index. Les veines pulmonaires, au nombre de quatre, s'abouchent par paires dans l'oreillette gauche, à leur place normale.

La paroi du ventricule gauche a une épaisseur de 9 millimètres. Les dimensions de sa cavité sont très réduites. L'orifice auriculo-ventriculaire gauche présente environ 40 millimètres de circonférence ; la valvule mitrale est normale. L'épaisseur de la paroi du ventricule droit est de 9 à 10 millimètres. Sa cavité ne présente pas d'autre anomalie que l'abouchement anormal de l'aorte et la réduction de l'infundibulum (voir plus loin). L'orifice auriculo-ventriculaire droit a 54 millimètres de circonférence. Les trois valves de la tricuspide sont normales.

[1] Voir planche II.

La cloison interventriculaire présente à sa partie supérieure une perforation dont les caractères sont les suivants : Sa forme est ovalaire à grand axe antéro-postérieur. Ses dimensions sont de 18 millimètres sur 12, elle reçoit facilement l'extrémité du petit doigt. La lèvre inférieure, musculaire, mousse et concave en haut, se perd en avant dans l'intervalle qui sépare la sigmoïde aortique droite de la gauche et s'insère en arrière sur le fond de la sigmoïde postérieure. Le bord supérieur de l'orifice est constitué par le contour droit de l'orifice aortique, c'est-à-dire par le fond de la sigmoïde aortique droite et la moitié droite de la sigmoïde postérieure. La perforation touche presque en avant la paroi ventriculaire antérieure, mais sans se prolonger entre l'origine des vaisseaux. Elle confine en arrière à l'espace membraneux mitral qui existe intact, sous forme d'un triangle transparent, situé entre la partie gauche de la sigmoïde postérieure et le bord postérieur de la grande valve de la mitrale. Vue du côté du ventricule gauche, la perforation, en partie recouverte par la valve mitro-aortique, se continue en bas par une gouttière verticale, lisse, peu profonde, creusée sur la face gauche de la cloison. Elle débouche dans le ventricule droit au-dessous de l'aorte, à gauche et en avant de l'orifice tricuspidien. La valve interne de la tricuspide jette quelques cordages sur son extrémité postérieure. Au-dessous de l'échancrure, du côté du ventricule droit, la cloison interventriculaire s'épaissit brusquement et forme un large pilier charnu qui vient s'insérer sur la paroi ventriculaire antérieure.

L'orifice aortique est à cheval sur l'échancrure de la cloison, mais la déborde un peu plus à droite qu'à gauche. Il présente 45 millimètres de circonférence. Les sigmoïdes sont normales ainsi que les orifices des coronaires. L'aorte garde les mêmes dimensions que son orifice sur une longueur de 4 centimètres, c'est-à-dire jusqu'à la naissance du tronc brachio-céphalique et du canal artériel : en ce point elle se rétrécit brusquement de plus de la moitié de son calibre. Le canal artériel, largement perméable, long de 1 centimètre, a les dimensions d'une plume d'oie, L'artère pulmonaire, à son origine, a les mêmes dimensions que le canal artériel : au point où elle se bifurque, elle reçoit le canal artériel et son calibre devient le double de ce qu'il était à l'origine. Elle n'a pas été suivie plus loin. Du côté du ventricule elle est oblitérée : elle se termine par un cul-de-sac, séparé par un diaphragme peu épais du fond de l'infundibulum. L'infundibulum lui-même est très atrophié : réduit à une fente linéaire creusée dans l'épaisseur de la paroi ventriculaire, il admet à peine une sonde cannelée.

Les poumons pèsent : le droit 150, le gauche 155 grammes. A l'ouverture de la plèvre gauche, il se produit un sifflement, dû à la sortie d'une certaine quantité d'air contenu dans la cavité pleurale. Le poumon gauche est rétracté du côté du hile et la cavité pleurale reçoit facilement deux mains à plat : elle contient environ un verre de liquide citrin ; des fausses membranes jaunâtres tapissent la plèvre viscérale. A la coupe du poumon gauche, le lobe inférieur est bourré de granulations jaunâtres. Il existe de plus dans ce lobe une caverne superficielle, de la dimension d'une grosse noix, à parois non ulcérées et communiquant avec la cavité pleurale, par un petit orifice en bec de flûte. dans lequel on peut introduire la pointe d'un ciseau. Le poumon droit est normal.

Le foie, très volumineux, pèse 925 grammes. Sa couleur et sa consistance sont normales.

La rate, normale, pèse 115.

Les reins, d'ailleurs normaux macroscopiquement, ont presque la grosseur de reins d'adultes. Ils pèsent respectivement 115 et 120 grammes.

OBSERVATION III

Maladie bleue. — Perforation de la cloison interventriculaire (absence de la partie postérieure du septum antérieur et de l'espace membraneux), rétrécissement de l'artère pulmonaire, dilatation et transposition à droite de l'aorte, persistance du canal artériel et du trou de Botal (Planche III).

B..., Marius, dix jours, né à la clinique de la Charité, entre à la première crèche, le 19 mars 1902. Rien à noter dans ses antécédents héréditaires. L'accouchement a été spontané; mais le travail a duré vingt-huit heures; l'enfant est né avec deux circulaires autour du cou. Demi-heure après la naissance, il a présenté un accès de dyspnée avec cyanose qui a duré plus d'une heure.

Pendant son séjour à la clinique, il a eu presque tous les jours un accès semblable. Il était cyanosé dans l'intervalle.

A son entrée à la première crèche, il présente une dyspnée intense, une cyanose très marquée et quelques petits mouvements convulsifs. Il meurt le soir même sans qu'on ait eu le temps d'ausculter son cœur, ni ses poumons.

A l'autopsie, on trouve des lésions banales de broncho-pneumonie dans les deux poumons. Les autres organes sont normaux, à l'exception du cœur.

Le péricarde contient un peu de liquide citrin dans sa cavité. Le cœur [1] est énorme et pèse 60 grammes. A l'examen extérieur, on remarque que l'aorte, très volumineuse par rapport à l'artère pulmonaire, est située à son origine, à gauche de celle-ci et que ces deux vaisseaux sont parallèles au lieu de se croiser.

On constate de plus que la face antérieure des ventricules n'est pas parcourue verticalement en son milieu par le sillon et l'artère interventriculaire antérieure : ce sillon et cette artère

[1] Voir planche III.

sont déjetées sur le bord gauche du cœur, tandis que l'artère interventriculaire postérieure chemine sur le bord droit. En outre, les deux artères coronaires se jettent dans l'artère pulmonaire et non dans l'aorte; avant sa terminaison, la coronaire gauche contourne l'aorte en avant. A l'ouverture des cavités cardiaques, on note que l'oreillette droite est dilatée et que la valvule du trou de Botal, non soudée en avant et en haut avec le pourtour de la fosse ovale, laisse libre une orifice des dimensions d'une plume d'oie.

La cloison interventriculaire — comme pouvait déjà le faire soupçonner la position des sillons et des vaisseaux interventriculaires — a une direction transversale et perpendiculaire à celle de la cloison interauriculaire. Elle présente de plus une perforation ovalaire, à grand axe vertical, de 10 millimètres sur 5, qui occupe la partie moyenne de la base de la cloison, plus exactement la partie postérieure du septum antérieur et l'espace membraneux dont on ne trouve plus de traces. Du côté du ventricule gauche, cette perforation est masquée, dans sa moitié supérieure, par la grande valve de la mitrale.

Du fait de la position transversale de la cloison, le ventricule gauche occupe la face postérieure du cœur, exactement en arrière du ventricule droit. Ses parois présentent une épaisseur de 7 ou 8 millimètres; sa cavité est diminuée de volume. Le ventricule droit, qui occupe la face antérieure de la région ventriculaire du cœur, est au contraire dilaté; ses parois sont épaisses de 5 millimètres. A sa base, s'ouvrent trois orifices : l'orifice tricuspidien, en arrière; en avant ceux de l'artère pulmonaire et de l'aorte, le premier étant situé à droite et légèrement en avant du second.

L'artère pulmonaire est rétrécie, ainsi que son orifice, qui mesure seulement 22 millimètres de circonférence. Au niveau des bords libres des deux sigmoïdes pulmonaires postérieures droite et gauche, on voit deux petits pertuis qui sont les orifices anormaux des artères coronaires. L'aorte naît du ventricule droit; elle est dilatée à son origine, sur une longueur de 1 cm. 50, puis se rétrécit brusquement de la moitié de son calibre. Son orifice mesure 40 millimètres de circonférence ; il est situé à la base du ventricule droit, à gauche et en avant de la perforation interventriculaire. Il est séparé de l'infundibulum pulmonaire par un épais pilier charnu, en forme d'arcade, qui se détache de la paroi antérieure du ventricule et va se fixer sur le fond de la sigmoïde aortique postérieure et sur le bord antérieur de l'orifice tricuspidien. Le canal artériel, enfin, a les dimensions d'une radiale et est perméable sur toute son étendue.

Notons dans cette observation :

1° La direction transversale de la cloison interventriculaire. Nous n'avons trouvé nulle part signalée cette anomalie dans la situation du septum interventriculaire.

2° L'anomalie d'origine des artères coronaires, qui naissent de l'artère pulmonaire. Cette anomalie est exceptionnelle. Brooks (*Journ. of. anat.* 1885), rapporte deux cas semblables.

OBSERVATION IV

Perforation interventriculaire et inocclusion du trou de Botal (Planche IV).

L... Léonie, deux jours, entre à la première Crèche le 9 septembre 1902. L'enfant est née avant terme : l'accouchement a eu lieu sans douleurs, la mère étant debout. Pas d'autres renseignements. L'enfant paraît une prématurée à sept mois ou sept mois et demi, d'après sa taille et son volume, son poids qui est de 1070 grammes, sa température 35°2. On la nourrit à la cuillère : elle s'alimente très mal.

12 septembre. — L'enfant prend toujours très peu de lait et

ne se réchauffe pas. Sa température reste aux environs de 36 degrés.

13 septembre. — Même état. L'enfant présente un peu de dyspnée, sans cyanose.

14 septembre. — Mort à 3 heures du matin. On n'a ausculté ni le cœur, ni les poumons.

Autopsie le 15 septembre. — Les poumons ne présentent pas de zone hépatisée ni atélectasiée. A la pression sur la coupe, on fait sourdre quelques gouttelettes de pus des bronchioles. Aucun fragment ne tombe au fond de l'eau. Rien aux autres organes. Aucune malformation congénitale, sauf au cœur.

Le cœur[1] pèse 13 grammes; il ne semble pas hypertrophié, étant donné l'âge de l'enfant (sept mois et demi de vie intra-utérine). Rien au péricarde. A l'examen extérieur de l'organe, le sillon interventriculaire antérieur se dessine sous forme d'une lègère dépression qui aboutit, sur le bord droit du cœur, à quelques millimètres de la pointe. Le ventricule gauche est donc un peu hypertrophié. Les vaisseaux de la base sont normaux, comme situation et comme dimensions. Le canal artériel n'a pas été examiné. A l'ouverture du ventricule gauche, on remarque immédiatement une perforation de la cloison interventriculaire. Cette perforation siège à la partie postérieure de la base de la cloison, à 3 millimètres au-dessous et en arrière du fond de la valvule sigmoïde aortique droite, entre les deux orifices interventriculaires, contre la paroi postérieure des ventricules. Elle présente une forme quadrilatère et mesure 3 millimètres de l'argeur, dans ses plus grandes dimensions. Elle est limitée de tous côtés par un rebord musculaire, au niveau duquel l'endocarde n'offre pas de changement de coloration. Son rebord inférieur est épais, lisse, mousse. Sa lèvre supérieure est plus mince et légèrement froncée. Une petite bande musculaire sépare l'orifice, en haut, de l'espace membraneux, situé au-dessus et en avant, qui est intact, avec sa forme et ses dimensions normales. La perforation est masquée à droite par la valve interne de la tricuspide. Le

[1] Voir planche IV.

ventricule gauche est légèrement hypertrophié et dilaté. Les orifices auriculo-ventriculaires, à part la présence de quelques hémato-nodules, sont normaux. L'orifice aortique présente une situation et des dimensions normales. Il en est de même de l'artère pulmonaire. Les valvules sigmoïdes ne présentent pas d'anomalies. Le trou de Botal n'est pas fermé. La fosse ovale a ses dimensions normales. La valvule du trou de Botal est mince comme une pelure d'oignon et fenêtrée : elle présente quelques pertuis punctiformes à sa partie postérieure. En avant, elle laisse entre elle et le pourtour de la fosse ovale un orifice ovalaire qui présente 2 millimètres sur 4.

Il s'agit en somme d'une perforation interventriculaire portant sur le septum postérieur, avec intégrité de l'espace membraneux, associée à une inocclusion du trou de Botal. Etant donné l'âge de l'enfant (sept mois et demi de vie intra-utérine) l'inocclusion du trou de Botal doit être considérée comme une malformation banale, destinée à disparaître. Au point de vue anatomo-pàthologique, ce cas doit rentrer dans le cadre des perforations interventriculaires pures et, cliniquement, doit être catégorisé maladie de Roger.

CONCLUSIONS

Il existe deux variétés très distinctes de perforations de la cloison interventriculaire. L'une, la plus commune, dans laquelle l'inocclusion du septum interventriculaire s'accompagne d'autres anomalies importantes; l'autre dans laquelle la perforation ne s'accompagne, comme l'a montré Roger, d'aucune autre malformation cardiaque.

Dans le premier cas, la perforation porte le plus souvent sur la partie postérieure du segment antérieur de la cloison interventriculaire et s'associe fréquemment à un rétrécissement de l'artère pulmonaire et à une transposition de l'aorte à droite. Cliniquement on observe le syndrôme de la maladie bleue et des signes physiques en rapport avec les lésions. Mais il ne faut pas s'attendre à trouver dans tous les cas le souffle pathognomonique de la perforation interventriculaire.

Dans le second cas, la perforation siège le plus souvent, mais pas d'une façon constante cependant — témoin nos deux observations personnelles — au niveau du septum membraneux et ne s'accompagne d'aucune autre malformation portant spécialement sur l'artère pulmonaire. C'est la maladie de Roger, caractérisée par un souffle mésocardiaque à caractères spéciaux, avec absence habituelle de cyanose.

BIBLIOGRAPHIE

1° Traités, monographies et considérations théoriques publiées dans les journaux et les Sociétés savantes.

Barié, *Traité pratique des maladies du cœur et de l'aorte*, 1900.

Bouillaud, *Traité clinique des maladies du cœur*, t. II, 1841.

Cornil, Les anomalies du cœur (*Journ. des conn. méd.*, 1884).

Cruveilhier, *Anatomie pathologique*, t. II, 1852.

Fallot, Contribution à l'étude de la maladie bleue (*Marseille médical*, 1888).

Gintrac, *Observations et recherches sur la cyanose*, 1814.

Jaccoud, *Traité de pathologie interne*, 1887.

Lee, *Malf. of the heart. Transact. London path. Soc.*, 1876-80.

— Clinical remarks on malf. of the heart (London, *Lancet*, 1885).

Lindes, *Beitrag zur Entwickelungsgeschichte des Herzens*, Dorpat 1865.

Louis, *De la communication anormale des cavités du cœur*, 1823.

Moussous, Maladies congénitales du cœur (*Bibl. Léauté*, 1895).

— in *Traité des maladies de l'enfance*.

Newmann, Malf. of the heart in their relation to the pathology of cyanosis (Glascow, *Med. Journ.*, 1884).

Peacock, *Malf. of the heart*, London, 1856.

Petit, In *Traité de médecine Charcot-Bouchard*.

Raynaud, In *Nouveau dictionnaire de méd. et chir. pratique*.

ROGER, Recherches cliniques sur la communication congénitale des deux cœurs par inocclusion du septum interventriculaire (*Bull. Acad. de méd.*, 1879).

ROKITANSKY, *Die defecte der Scheidewände des Herzens*, Wien 1875.

SCHARKEY, Consid. on malf. of the heart (*Lancet*, 1880).

THÉREMIN, *Malformations congénitales du cœur*, 1895.

VIERORDT, In *Spec. path. und Therapie von Nothnagel*, Wien, 1898.

VINAY, De l'inocclusion congénitale du septum ventriculaire sans cyanose (*Lyon médical*, 1900).

VARIOT, Cyanose congénitale sans souffle (*Soc. de Pediâtrie*, 1902).

WEILL, *Traité clinique des maladies du cœur chez les enfants*, Paris 1895.

2° **Thèses.**

BOISSEL, *Des perforations de la paroi interventriculaire*, Paris 1875.

GUILLON, *Contribution à l'étude des malformations du cœur*, Paris 1873.

JOURDIN, *Des lésions congénitales de l'artère pulmonaire et de la cloison interventriculaire*, Paris 1884.

LAVERGNE, *Contribution à l'étude des malformations congénitales du cœur*, *Communication interventriculaire*, Paris 1886.

LE HOUX, *Étude sur la maladie de Roger*, Paris 1902.

MOUILLÉ, *Pathogénie de la maladie bleue*, Paris 1896.

POCHÉ, *Anomalies des cloisons cardiaques*, Paris 1875.

QUÉNU, *Développement du cœur et du péricarde* (thèse d'agrégation, Paris 1884.

REISS, *Contribution à l'étude des malformations congénitales du cœur. Maladie de Roger*, Paris 1892.

SPUVASTIANOFF (Marie), *Contribution à l'étude des malformations du cœur*, Berne 1886.

3° Quelques observations publiées dans les journaux et les bulletins de Sociétés

AUDRY et LACROIX, Sur un cas de malformation du cœur (*Soc. anat.*, 1886).

BARBILLON, Note sur deux cas de malformations cardiaques (*Soc. anat.*, 1886).

BERGÉ, *Soc. anat.*, 1891.

CHAPOTOT, Note sur un cas de malformation congénitale du cœur sans cyanose (*Lyon médical*, 1889).

CHEMINEAU, Communication interventriculaire, mort à la naissance (*Hist. de l'Acad. royale des sciences*, 1699).

CIVATTE et GOSSELIN, *Soc. anat.*, 1900.

COYON, *Soc. anat.*, 1897.

DECAISNE, Communication interventriculaire pure (*Soc. anat.*, 1855).

DELILLE, *Soc. anat.*, 1900.

DUFLOCQ, *Soc. méd. des hôp.*, 1900.

DUPRÉ, *Soc. anat.*, 1891.

EISENMENGER, *Zeitschrift für klin. Med.*, 1897.

FÉRÉOL, Sténose pulmonaire avec communication des deux ventricules (*Soc. méd. des hôp.*, 1881).

KEIM, *Soc. anat.*, 1897.

LAMOUROUX, *Soc. anat.*, 1899.

LÉPINE, Malformation congénitale du cœur (*Lyon méd.*, 1894).
— in *Arch. de méd. expérimentale*, 1894.

MACAIGNE, *Soc. anat.*, 1891.

MARTIN, *Soc. de méd. de Lyon*, 1899.

MEINERTZ, *Archiv. für path. An. und Phys.*, 1901.

MESLAY, *Soc. anat.*, 1895.

VARIOT et DEVÉ, *Soc. méd. des Hôp.*, 1899.

WILBOUSCHEWITCH (Mlle), *Soc. anat.*, 1891.

ZUBER et HALLÉ, *Ann. des mal. de l'enf.*, 1899.

TABLE DES MATIÈRES

Lyon. — Imp. A. Rey, 4, rue Gentil. — 31342

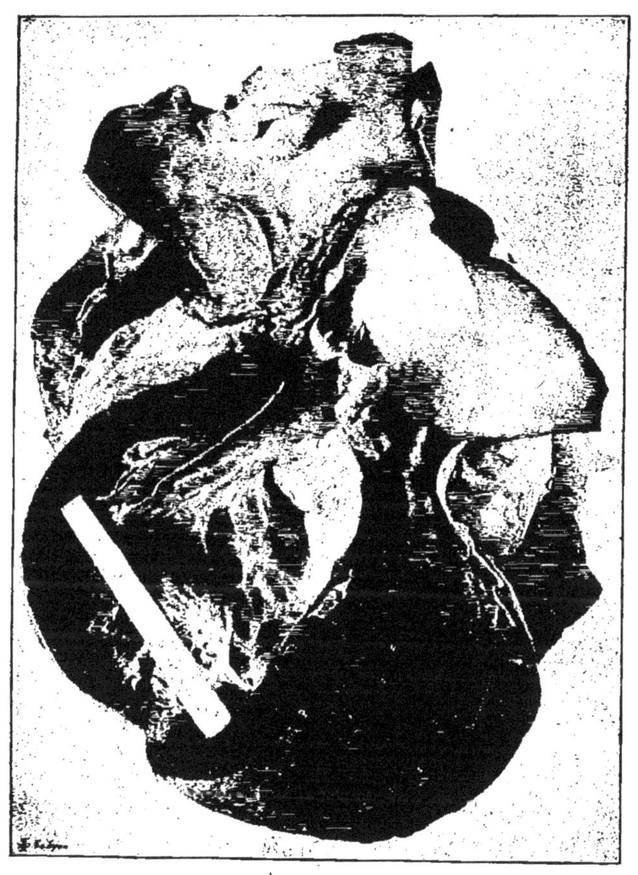

PLANCHE I.

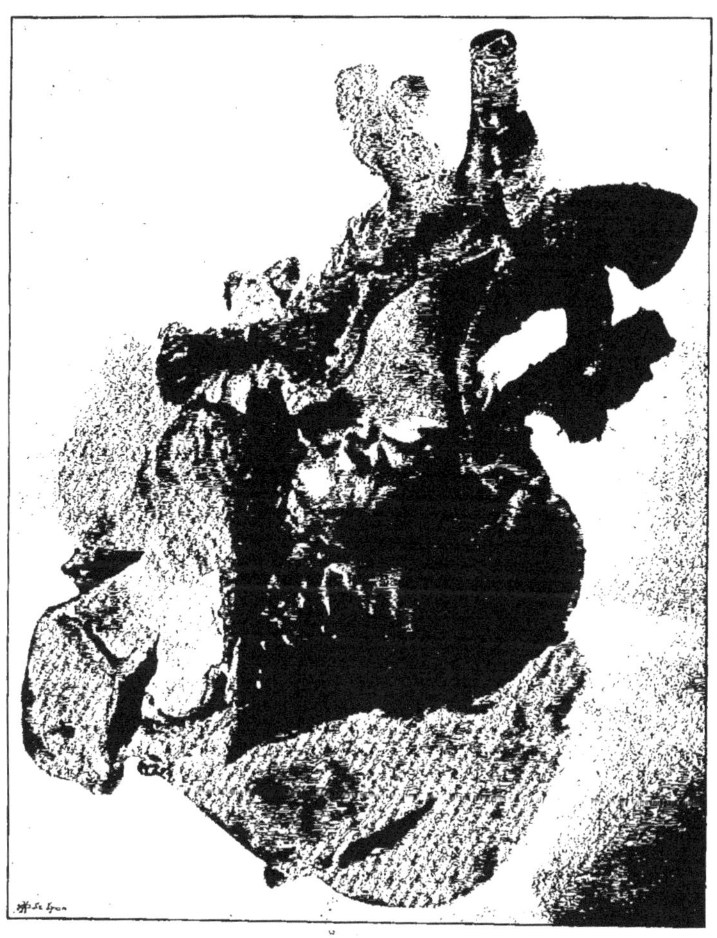

PLANCHE II.

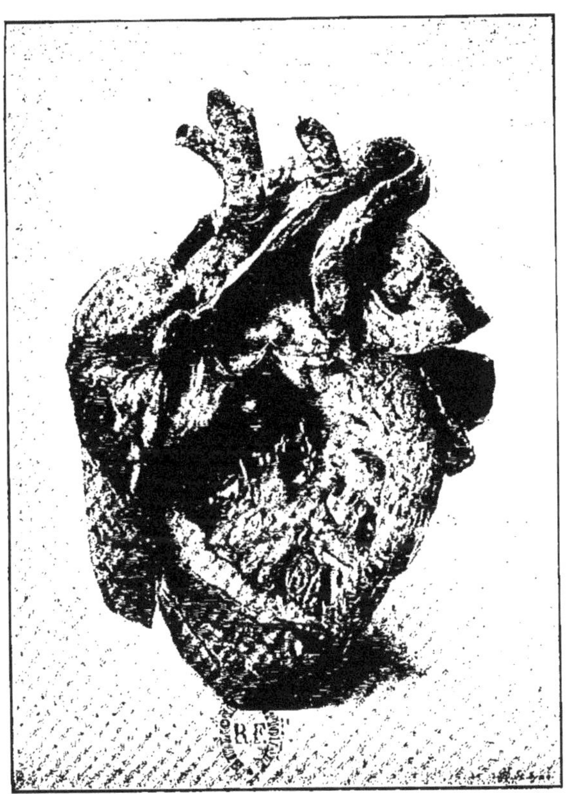

Planche III.

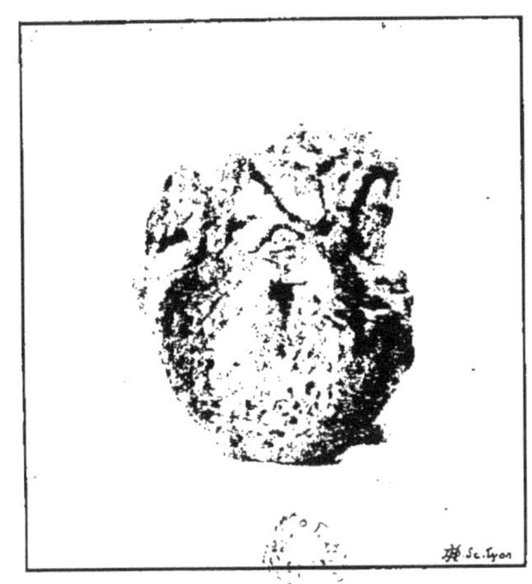

Planche IV.

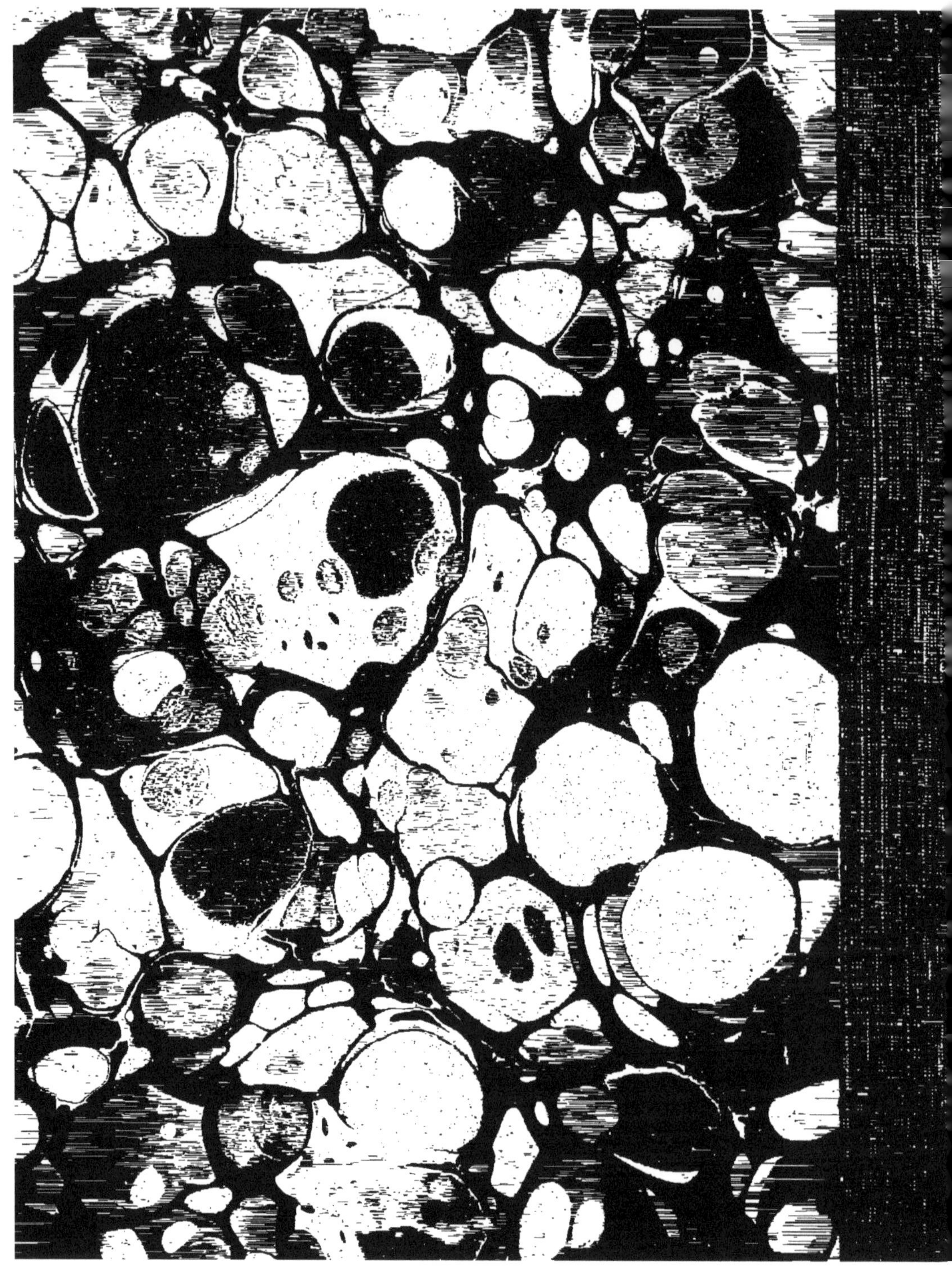

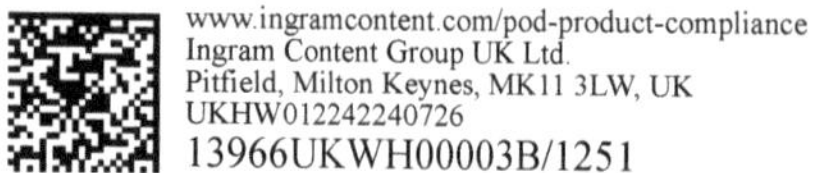
www.ingramcontent.com/pod-product-compliance
Ingram Content Group UK Ltd.
Pitfield, Milton Keynes, MK11 3LW, UK
UKHW012242240726
13966UKWH00003B/1251

9 782011 755650